RUDOLF STEINER GESAMTAUSGABE

RUDOLF STEINER GESAMTAUSGABE

Abteilung A: Schriften, I. Werke

Herausgegeben von der
Rudolf Steiner Nachlassverwaltung

Band GA 27

DR. RUDOLF STEINER
DR. ITA WEGMAN

Grundlegendes für eine Erweiterung der Heilkunst

nach geisteswissenschaftlichen Erkenntnissen

RUDOLF STEINER VERLAG

Herausgegeben von der Rudolf Steiner Nachlassverwaltung
im Einvernehmen mit der Ita Wegman Nachlassverwaltung

1. Auflage, 1.–5. Tsd., Dornach 1925
2. Auflage, 6.–7. Tsd., Dornach 1935
3. Auflage, 8.–11. Tsd., Dornach 1953
4. Auflage, 12.–14. Tsd., Gesamtausgabe Dornach 1972
5. Auflage, 15.–19. Tsd., Gesamtausgabe Dornach 1977
6. Auflage, 20.–24. Tsd., Gesamtausgabe Dornach 1984
7. Auflage, 25.–27. Tsd., Gesamtausgabe Dornach 1991

Band GA 27

8., unveränderte Auflage 2014

Druck: Druckhaus Nomos, Sinzheim
Bindung: Josef Spinner, Großbuchbinderei, Ottersweier
ISBN 978-3-7274-0272-2

www.steinerverlag.com

INHALT

I. Wahre Menschenwesen-Erkenntnis als Grundlage medizinischer Kunst 7
II. Warum erkrankt der Mensch? 20
III. Die Erscheinungen des Lebens 25
IV. Von dem Wesen des empfindenden Organismus 30
V. Pflanze, Tier, Mensch 35
VI. Blut und Nerv 40
VII. Das Wesen der Heilwirkungen 45
VIII. Tätigkeiten im menschlichen Organismus. Diabetes mellitus 49
IX. Die Rolle des Eiweißes im Menschenkörper und die Albuminurie 54
X. Die Rolle des Fettes im menschlichen Organismus und die trügerischen lokalen Symptomenkomplexe 58
XI. Die Gestaltung des menschlichen Körpers und die Gicht 62
XII. Aufbau und Absonderung des menschlichen Organismus 66
XIII. Vom Wesen des Krankseins und der Heilung . . 71
XIV. Von der therapeutischen Denkweise 76
XV. Das Heilverfahren 81
XVI. Heilmittel-Erkenntnis 85
XVII. Substanz-Erkenntnis als Grundlage der Heilmittel-Erkenntnis 90
XVIII. Heil-Eurythmie 95
XIX. Charakteristische Krankheitsfälle 98
XX. Typische Heilmittel 126

Vorwort zur ersten Auflage 1925 135
Nachwort zur ersten Auflage 1925 137

Hinweise des Herausgebers zur 7. Auflage . . 139
Übersicht über die Rudolf Steiner Gesamtausgabe 143

I

WAHRE MENSCHENWESEN-ERKENNTNIS ALS GRUNDLAGE MEDIZINISCHER KUNST

In dieser Schrift wird auf neue Möglichkeiten für das ärztliche Wissen und Können hingewiesen. Richtig beurteilen wird man das Vorgebrachte nur, wenn man sich auf die Gesichtspunkte einlassen kann, die leitend waren, als die medizinischen Anschauungen zustande kamen, von denen hier gesprochen wird.

Nicht um eine Opposition gegen die mit den anerkannten wissenschaftlichen Methoden der Gegenwart arbeitende Medizin handelt es sich. Diese wird von uns in ihren Prinzipien voll anerkannt. Und wir haben die Meinung, daß das von uns Gegebene nur derjenige in der ärztlichen Kunst verwenden soll, der im Sinne dieser Prinzipien vollgültig Arzt sein kann.

Allein wir fügen zu dem, was man mit den heute anerkannten wissenschaftlichen Methoden über den Menschen wissen kann, noch weitere Erkenntnisse hinzu, die durch andere Methoden gefunden werden, und sehen uns daher gezwungen, aus dieser *erweiterten* Welt- und Menschenerkenntnis auch für eine Erweiterung der ärztlichen Kunst zu arbeiten.

Eine Einwendung der anerkannten Medizin kann im Grunde gegen das, was wir vorbringen, nicht gemacht werden, da wir diese nicht verneinen. Nur derjenige, der nicht nur verlangt, man müsse sein Wissen bejahen, sondern der dazu noch den Anspruch erhebt, man dürfe keine Erkenntnis vorbringen, die über die seinige hinausgeht, kann unseren Versuch von vorneherein ablehnen.

Die Erweiterung der Welt- und Menschenerkenntnis sehen wir in der von Rudolf Steiner begründeten Anthroposophie. Sie fügt zu der Erkenntnis des *physischen* Menschen, die allein durch die naturwissenschaftlichen Methoden der Gegenwart gewonnen werden kann, diejenige vom *geistigen* Menschen. Sie geht nicht durch ein bloßes Nachdenken von Erkenntnissen des Physischen zu solchen des Geistigen über. Auf diesem Wege sieht man sich doch nur vor mehr oder weniger gut gedachte Hypothesen gestellt, von denen niemand beweisen kann, daß ihnen in der Wirklichkeit etwas entspricht.

Die Anthroposophie bildet, bevor sie über das Geistige Aussagen macht, die Methoden aus, die sie berechtigen, solche Aussagen zu machen. Um einen Einblick in diese Methoden zu bekommen, bedenke man das Folgende: Alle Ergebnisse der gegenwärtig anerkannten Naturwissenschaft sind im Grunde aus den Eindrücken der menschlichen Sinne gewonnen. Denn wenn auch der Mensch im Experiment oder in der Beobachtung mit Werkzeugen das erweitert, was die Sinne ihm geben können, so kommt dadurch nichts *wesentlich* Neues zu den Erfahrungen über *die* Welt hinzu, in der der Mensch durch seine Sinne lebt.

Aber auch durch das Denken, insofern dieses bei der Erforschung der physischen Welt tätig ist, kommt nichts Neues zu dem sinnenfällig Gegebenen hinzu. Das Denken kombiniert, analysiert usw. die Sinneseindrücke, um zu Gesetzen (Naturgesetzen) zu gelangen; aber es muß sich der Erforscher der Sinneswelt sagen: dieses Denken, das da aus mir hervorquillt, fügt etwas Wirkliches zu dem Wirklichen der Sinneswelt nicht hinzu.

Das aber wird sogleich anders, wenn man nicht bei dem

Denken stehen bleibt, zu dem es der Mensch zunächst durch Leben und Erziehung bringt. Man kann dieses Denken in sich verstärken, erkraften. Man kann einfache, leicht überschaubare Gedanken in den Mittelpunkt des Bewußtseins stellen, und dann, mit Ausschluß aller anderen Gedanken, alle Kraft der Seele auf solchen Vorstellungen halten. Wie ein Muskel erstarkt, wenn er immer wieder in der Richtung der gleichen Kraft angespannt wird, so erstarkt die seelische Kraft mit Bezug auf dasjenige Gebiet, das sonst im Denken waltet, wenn sie in der angegebenen Art Übungen macht. Man muß betonen, daß diesen Übungen einfache, leicht überschaubare Gedanken zugrunde liegen müssen. Denn die Seele darf, während sie solche Übungen macht, keinerlei Einflüssen eines halb oder ganz Unbewußten ausgesetzt sein. (Wir können hier nur das Prinzip solcher Übungen angeben; eine ausführliche Darstellung und Anleitung, wie solche Übungen im Einzelnen zu machen sind, findet man in Rudolf Steiners «Wie erlangt man Erkenntnisse der höheren Welten?», in dessen «Geheimwissenschaft» und in anderen anthroposophischen Schriften.)

Es liegt nahe, den Einwand zu erheben, daß jemand, der sich so mit aller Kraft bestimmten, in den Mittelpunkt des Bewußtseins gerückten Gedanken hingibt, allerlei Autosuggestionen und dergleichen ausgesetzt ist, und daß er einfach in das Gebiet der Einbildung hineinkommt. Allein Anthroposophie zeigt zugleich, wie die Übungen verlaufen müssen, damit dieser Einwand völlig unberechtigt ist. Sie zeigt, wie man innerhalb des Bewußtseins in vollbesonnener Art während des Übens so fortschreitet wie beim Lösen eines arithmetischen oder geometrischen Problems. Wie da das Bewußtsein nirgends ins Unbewußte ausgleiten kann, so auch nicht während des angedeuteten Übens, wenn die anthroposophischen Anleitungen richtig befolgt werden.

Im Verfolge dieses Übens kommt man zu einer Verstärkung der *Denkkraft*, von der man vorher keine Ahnung hatte. Man fühlt die waltende Denkkraft in sich wie einen neuen Inhalt seines Menschenwesens. Und zugleich mit diesem Inhalt des eigenen Menschenwesens offenbart sich ein Weltinhalt, den man vorher vielleicht geahnt, aber nicht durch Erfahrung gekannt hat. Sieht man einmal in Augenblicken der Selbstbeobachtung auf das gewöhnliche Denken hin, so findet man die Gedanken schattenhaft, blaß gegenüber den Eindrücken, die die Sinne geben.

Was man jetzt in der verstärkten Denkkraft wahrnimmt, ist durchaus nicht blaß und schattenhaft; es ist vollinhaltlich, konkret-bildhaft; es ist von einer viel intensiveren Wirklichkeit als der Inhalt der Sinneseindrücke. Es geht dem Menschen eine neue Welt auf, indem er auf die angegebene Art die Kraft seiner Wahrnehmungsfähigkeit erweitert hat.

Indem der Mensch in dieser Welt wahrnehmen lernt, wie er früher nur innerhalb der sinnlichen Welt wahrnehmen konnte, wird ihm klar, daß alle Naturgesetze, die er vorher gekannt hatte, *nur* in der physischen Welt gelten; und daß das Wesen der Welt, die er jetzt betreten hat, darin besteht, daß ihre Gesetze andere, ja die entgegengesetzten gegenüber denen der physischen Welt sind. In dieser Welt gilt nicht das Gesetz der Anziehungskraft der Erde, sondern im Gegenteil, es tritt eine Kraft auf, die nicht von dem Mittelpunkt der Erde nach auswärts wirkt, sondern umgekehrt so, daß ihre Richtung von dem Umkreis des Weltalls her nach dem Mittelpunkt der Erde geht. Und entsprechend ist es mit den andern Kräften der physischen Welt.

In der Anthroposophie wird die durch Übung erlangte Fähigkeit des Menschen, diese Welt zu schauen, die imaginative Erkenntnis-Kraft genannt. Imaginativ nicht aus dem Grunde, weil man es mit «Einbildungen» zu tun habe, sondern weil der Inhalt des Bewußtseins nicht mit Gedankenschatten, sondern mit Bildern erfüllt ist. Und wie man sich durch die Sinneswahrnehmung im unmittelbaren Erleben in einer Wirklichkeit fühlt, so auch in der Seelentätigkeit des imaginativen Erkennens. Die Welt, auf die sich diese Erkenntnis bezieht, wird von der Anthroposophie die ätherische Welt genannt. Es handelt sich dabei nicht um den hypothetischen Äther der gegenwärtigen Physik, sondern um ein wirklich geistig Geschautes. Der Name wird im Einklange mit älteren instinktiven Ahnungen dieser Welt gegeben. Diese haben gegenüber dem, was gegenwärtig klar erkannt werden kann, keinen Erkenntniswert mehr; aber will man etwas bezeichnen, so braucht man Namen.

Innerhalb dieser Ätherwelt ist eine neben der physischen Leiblichkeit des Menschen bestehende ätherische Leiblichkeit wahrnehmbar.

Diese ätherische Leiblichkeit ist etwas, das sich ihrem Wesen nach auch in der Pflanzenwelt findet. Die Pflanzen haben ihren Ätherleib. Die physischen Gesetze gelten tatsächlich nur für die Welt des leblosen Mineralischen.

Die Pflanzenwelt ist auf der Erde dadurch möglich, daß es Substanzen im Irdischen gibt, die nicht innerhalb der physischen Gesetze beschlossen bleiben, sondern die alle physische Gesetzmäßigkeit ablegen und eine solche annehmen können, die dieser entgegengesetzt ist. Die physischen

Gesetze wirken wie ausströmend von der Erde; die ätherischen wirken wie von allen Seiten des Weltumfanges auf die Erde zuströmend. Man begreift das Werden der Pflanzenwelt nur, wenn man in ihr das Zusammenwirken des Irdisch-Physischen und des Kosmisch-Ätherischen sieht.

Und so ist es mit Bezug auf den Ätherleib des Menschen. Durch ihn geschieht im Menschen etwas, das nicht in der Fortsetzung des gesetzmäßigen Wirkens der Kräfte des physischen Leibes liegt, sondern das zur Grundlage hat, daß die physischen Stoffe, indem sie in das Ätherische einströmen, sich zuerst ihrer physischen Kräfte entledigen.

Diese im Ätherleibe wirksamen Kräfte betätigen sich im Beginne des menschlichen Erdenlebens – am deutlichsten während der Embryonalzeit – als Gestaltungs- und Wachstumskräfte. Im Verlaufe des Erdenlebens emanzipiert sich ein Teil dieser Kräfte von der Betätigung in Gestaltung und Wachstum und wird Denkkräfte, eben jene Kräfte, die für das gewöhnliche Bewußtsein die schattenhafte Gedankenwelt hervorbringen.

Es ist von der allergrößten Bedeutung zu wissen, daß die gewöhnlichen Denkkräfte des Menschen die verfeinerten Gestaltungs- und Wachstumskräfte sind. Im Gestalten und Wachsen des menschlichen Organismus offenbart sich ein Geistiges. Denn dieses Geistige erscheint dann im Lebensverlaufe als die geistige Denkkraft.

Und diese Denkkraft ist nur ein Teil der im Ätherischen webenden menschlichen Gestaltungs- und Wachstumskraft. Der andere Teil bleibt seiner im menschlichen Lebensbeginne innegehabten Aufgabe getreu. Nur weil der Mensch, wenn seine Gestaltung und sein Wachstum vorgerückt, das ist, bis zu einem gewissen Grade abgeschlossen sind, sich noch weiter entwickelt, kann das Ätherisch-Geistige, das im Organismus webt und lebt, im weiteren Leben als Denkkraft auftreten.

So offenbart sich der imaginativen geistigen Anschauung die bildsame (plastische) Kraft als ein Ätherisch-Geistiges von der einen Seite, das von der andern Seite als der Seelen-Inhalt des Denkens auftritt.

Verfolgt man nun das Substantielle der Erdenstoffe in die Ätherbildung hinein, so muß man sagen: diese Stoffe nehmen überall da, wo sie in diese Bildung eintreten, ein Wesen an, durch das sie sich der physischen Natur entfremden. In dieser Entfremdung treten sie in eine Welt ein, in der ihnen das Geistige entgegenkommt und sie in sein eigenes Wesen verwandelt.

So aufsteigen zu der ätherisch-lebendigen Wesenheit des Menschen, wie es hier geschildert wird, ist etwas wesentlich anderes als das unwissenschaftliche Behaupten einer «Lebenskraft», das noch bis zur Mitte des neunzehnten Jahrhunderts üblich war, um die lebendigen Körper zu erklären. Hier handelt es sich um das wirkliche Anschauen – um das geistige Wahrnehmen – eines Wesenhaften, das im Menschen wie in allem Lebendigen ebenso vorhanden ist wie der physische Leib. Und um dieses Anschauen zu bewirken, wird nicht etwa in unbestimmter Art mit dem gewöhnlichen Denken weitergedacht; es wird auch nicht durch die Einbildungskraft eine andere Welt ersonnen; es wird vielmehr das menschliche Erkennen in ganz exakter Art erweitert, und diese Erweiterung ergibt auch die Erfahrung über eine erweiterte Welt.

Die Übungen, die ein höheres Wahrnehmen herbeiführen, können fortgesetzt werden. Man kann, wie man eine erhöhte Kraft anwendet, sich auf Gedanken, die man in den Mittelpunkt des Bewußtseins gerückt hat, zu konzentrieren, auch darauf wieder eine solch erhöhte Kraft anwenden, die erlangten Imaginationen (Bilder einer geistig-ätherischen Wirklichkeit) zu unterdrücken. Dann erlangt man den Zustand des völlig leeren Bewußtseins. Man ist bloß wach, ohne daß zunächst das Wachsein einen Inhalt hat. (Das Genauere findet man in den oben erwähnten Büchern.) Aber dieses Wachsein ohne Inhalt bleibt nicht. Das von allen physisch- und auch ätherisch-bildhaften Eindrücken leer gewordene Bewußtsein erfüllt sich mit einem Inhalt, der ihm aus einer realen geistigen Welt zuströmt, wie den physischen Sinnen die Eindrücke aus der physischen Welt zuströmen.

Man hat durch die imaginative Erkenntnis ein zweites Glied der menschlichen Wesenheit kennengelernt; man lernt durch die Erfüllung des leeren Bewußtseins mit geistigem Inhalt ein drittes Glied kennen. Die Anthroposophie nennt das Erkennen, das auf diese Art zustande kommt, dasjenige durch Inspiration. (Man soll sich durch diese Ausdrücke nicht beirren lassen; sie sind einer primitiven Zeiten angehörigen instinktiven Art, in geistige Welten zu sehen, entnommen; aber, was hier mit ihnen gemeint ist, wird ja exakt gesagt.) Und die Welt, in die man durch die Inspiration Eintritt gewinnt, bezeichnet sie als die astralische Welt. – Spricht man, wie hier auseinandergesetzt, von «ätherischer Welt», so meint man die Wirkungen, die vom Weltumfange nach der Erde zu wirken. Spricht man aber von «astralischer Welt», so geht man in Gemäßheit dessen, was das inspirierte Bewußtsein beobachtet, von den Wirkungen aus dem Weltumfang zu bestimmten Geist-Wesenheiten über, die in diesen Wirkungen sich offenbaren, wie in den von der Erde ausgehenden Kräften sich die Erdenstoffe offenbaren. Man spricht von aus den Weltenfernen wirkenden konkreten Geist-Wesenheiten, wie man beim sinnlichen Anblick des nächtlichen Himmels von Sternen und Sternbildern spricht. Daher der Ausdruck «astralische Welt». In dieser astralischen Welt trägt der Mensch das dritte Glied seiner Wesenheit: seinen astralischen Leib.

Auch in diesen astralischen Leib muß die Erdenstofflichkeit einströmen. Sie entfremdet sich damit weiter ihrer physischen Wesenheit. – Wie der Mensch seinen ätherischen Leib mit der Pflanzenwelt, so hat er seinen astralischen Leib mit der Tierwelt gemeinsam.

Die den Menschen über die Tierwelt hinaushebende, eigentlich menschliche Wesenheit wird durch eine noch höhere Erkenntnisart als die Inspiration erkannt. Die Anthroposophie spricht da von Intuition. In der Inspiration offenbart sich eine Welt geistiger Wesenheiten; in der Intuition wird das Verhältnis des erkennenden Menschen zu dieser Welt ein näheres. Man bringt das zum Vollbewußtsein in sich, was rein geistig ist, wovon man im bewußten Erleben unmittelbar erfährt, daß es mit dem Erleben durch die Körperlichkeit nichts zu tun hat. Dadurch versetzt man sich in ein Leben, das ein solches als Menschengeist unter anderen geistigen Wesenheiten ist. In der Inspiration *offenbaren* sich die geistigen Wesenheiten der Welt; durch die Intuition *lebt* man mit diesen Wesenheiten.

Man gelangt dadurch zur Anerkennung des vierten Gliedes der menschlichen Wesenheit, zum eigentlichen «Ich». Wieder wird man gewahr, wie die Erdenstofflichkeit, indem sie sich dem Weben und Wesen des «Ich» einfügt, sich noch weiter ihrem physischen Wesen entfremdet. Die Wesenheit, welche diese Stofflichkeit als «Ich-Organisation» annimmt, ist zunächst die Form des Erdenstoffes, in der sich dieser am meisten seiner irdisch-physischen Art entfremdet.

Was man in dieser Art als «astralischen Leib» und «Ich» kennen lernt, ist nicht in gleicher Art an den physischen Leib in der Menschenorganisation gebunden wie der ätherische Leib. Inspiration und Intuition zeigen, wie im Schlafe sich «astralischer Leib» und «Ich» vom physischen und ätherischen Leib trennen, und wie nur im Wachzustande ein völliges Durchdringen der vier Glieder der Menschennatur zur menschlichen Einheitswesenheit vorhanden ist.

Im Schlafe sind in der physischen und ätherischen Welt der physische und ätherische Menschenleib verblieben. Sie sind da aber nicht in der Lage, in der physischer und ätherischer Leib eines Pflanzenwesens sind. Sie tragen in sich die Nachwirkungen der astralischen und der Ich-Wesenheit. Und in dem Augenblicke, in dem sie diese Nachwirkungen nicht mehr in sich tragen würden, muß Erwachen eintreten. Ein menschlicher physischer Leib darf niemals bloßen physischen, ein menschlicher Ätherleib niemals bloßen ätherischen Wirkungen unterliegen. Sie würden dadurch zerfallen.

Nun zeigen aber Inspiration und Intuition noch etwas anderes. Die physische Stofflichkeit erfährt eine Weiterbildung ihres Wesens, indem sie zum Weben und Leben im Ätherischen übergeht. Und *Leben* hängt davon ab, daß der organische Körper dem Wesen des Irdischen entrissen und vom außerirdischen Weltall herein aufgebaut wird. Allein dieser Aufbau führt wohl zum *Leben*, nicht aber zum *Be-*

wußtsein und nicht zum *Selbstbewußtsein.* Es muß sich der Astralleib seine Organisation innerhalb der physischen und der ätherischen aufbauen; es muß ein Gleiches das Ich in bezug auf die Ich-Organisation tun. Aber in diesem *Aufbau* ergibt sich keine bewußte Entfaltung des Seelenlebens. Es muß, damit ein solches zustande kommt, dem Aufbau ein *Abbau* gegenüberstehen. Der astralische Leib baut sich seine Organe auf; er baut sie wieder ab, indem er die Gefühlstätigkeit im Bewußtsein der Seele entfalten läßt; das Ich baut sich seine «Ich-Organisation» auf; es baut sie wieder ab, indem die Willenstätigkeit im Selbstbewußtsein wirksam wird.

Der Geist entfaltet sich innerhalb der Menschenwesenheit *nicht* auf der Grundlage *aufbauender* Stofftätigkeit, sondern auf derjenigen *abbauender.* Wo im Menschen Geist wirken soll, da muß der Stoff sich von seiner Tätigkeit zurückziehen.

Schon die Entstehung des Denkens innerhalb des ätherischen Leibes beruht nicht auf einer Fortsetzung des ätherischen Wesens, sondern auf einem Abbau desselben. Das *bewußte* Denken geschieht *nicht* in Vorgängen des Gestaltens und Wachstums, sondern in solchen der Entgestaltung und des Welkens, Absterbens, die fortdauernd dem ätherischen Geschehen eingegliedert sind.

In dem bewußten Denken lösen sich aus der leiblichen Gestaltung die Gedanken heraus und werden als seelische Gestaltungen menschliche Erlebnisse.

Sieht man nun auf der Grundlage einer solchen Menschenerkenntnis auf das Menschenwesen hin, so wird man gewahr, wie man sowohl den Gesamtmenschen wie auch ein einzelnes Organ nur durchschauen kann, wenn man weiß, wie in ihm der physische, der ätherische, der astralische Leib und das Ich wirken. Es gibt Organe, in denen vornehmlich das Ich tätig ist; es gibt solche, in denen das Ich nur wenig wirkt, dagegen die physische Organisation überwiegt.

Wie man den gesunden Menschen nur durchschauen kann, wenn man erkennt, wie sich die höheren Glieder der Menschenwesenheit des Erdenstoffes bemächtigen, um ihn in ihren Dienst zu zwingen, und wenn man auch erkennt, wie der Erdenstoff sich wandelt, indem er in den Bereich der Wirksamkeit der höheren Glieder der Menschennatur tritt, so kann man auch den kranken Menschen nur verstehen, wenn man einsieht, in welche Lage der Gesamtorganismus oder ein Organ oder eine Organreihe kommen, wenn die Wirkungsweise der höheren Glieder in Unregelmäßigkeit verfällt. Und an Heilmittel wird man nur denken können, wenn man ein Wissen darüber entwickelt, wie ein Erdenstoff oder Erdenvorgang zum Ätherischen, zum Astralischen, zum Ich sich verhält. Denn nur dann wird man durch Einfügung eines Erdenstoffes in den menschlichen Organismus, oder durch Behandlung mit einer Erdentätigkeit bewirken können, daß die höheren Glieder der Menschenwesenheit sich ungehindert entfalten können, oder auch, daß die Erdenstofflichkeit an dem Zugefügten die nötige Unterstützung findet, um auf den Weg zu kommen, auf dem sie Grundlage wird für irdisches Wirken des Geistigen.

Der Mensch ist, was er ist, durch Leib, Ätherleib, Seele (astralischer Leib) und Ich (Geist). Er muß als Gesunder aus diesen Gliedern heraus angeschaut; er muß als Kranker in dem gestörten Gleichgewicht dieser Glieder wahrgenommen; es müssen zu seiner Gesundheit Heilmittel gefunden werden, die das gestörte Gleichgewicht wieder herstellen.

Auf eine medizinische Anschauung, die auf solche Grundlagen baut, wird in dieser Schrift hingedeutet.

II

WARUM ERKRANKT DER MENSCH?

Wer über die Tatsache nachdenkt, daß der Mensch krank sein kann, der kommt, wenn er rein naturwissenschaftlich denken will, in einen Widerspruch hinein, von dem er zunächst annehmen muß, daß er in dem Wesen des Daseins selbst liege. Was im Krankheitsvorgang geschieht, ist, obenhin betrachtet, ein Naturprozeß. Was an seiner Stelle im gesunden Zustand vorgeht, ist aber auch ein Naturprozeß.

Naturprozesse kennt man zunächst nur durch die Beobachtung der außermenschlichen Welt und durch die Beobachtung des Menschen nur insofern, als man diese genau ebenso anstellt wie diejenige der äußeren Natur. Man denkt sich dabei den Menschen als ein Stück der Natur, ein solches, in dem die auch außer ihm zu beobachtenden Vorgänge sehr kompliziert sind, aber doch von derselben Art, wie diese äußeren Naturprozesse.

Es entsteht da aber die von diesem Gesichtspunkte aus unbeantwortbare Frage: wie entstehen innerhalb des Menschen –vom Tiere soll hier nicht gesprochen werden – Naturprozesse, die den gesunden entgegengesetzt sind?

Der gesunde menschliche Organismus scheint als ein Stück der Natur begreiflich zu sein; der kranke nicht. Er muß daher aus sich selbst begreiflich sein durch etwas, das er nicht von der Natur hat.

Man stellt sich wohl vor, daß das Geistige im Menschen zur physischen Grundlage einen komplizierten Naturprozeß wie eine Fortsetzung des außerhalb des Menschen befindlichen Natürlichen habe. Aber man sehe doch, ob jemals die im gesunden menschlichen Organismus begründete Fortsetzung eines Naturprozesses das geistige Erleben als solches hervorruft? Das Gegenteil ist der Fall. Das geistige Erleben wird ausgelöscht, wenn der Naturprozeß sich in gerader Linie fortsetzt. Es geschieht dies im Schlafe; es geschieht in der Ohnmacht.

Man sehe dagegen, wie das bewußte Geistesleben verschärft wird, wenn ein Organ erkrankt. Schmerz stellt sich ein oder wenigstens Unlust und Unbehagen. Das Gefühlsleben erhält einen Inhalt, den es sonst nicht hat. Und das Willensleben wird beeinträchtigt. Eine Gliedbewegung, die sich im gesunden Zustande selbstverständlich vollzieht, kann nicht ausgeführt werden, weil sich der Schmerz oder die Unlust hemmend entgegenstellen.

Man beachte den Übergang von der schmerzbegleiteten Bewegung eines Gliedes zu dessen Lähmung. In der schmerzbegleiteten Bewegung liegt der Anfang der gelähmten. Das aktiv Geistige greift in den Organismus ein. Im gesunden Zustande offenbart sich dieses zunächst im Vorstellungs- oder Denkleben. Man aktiviert eine Vorstellung; und eine Gliedbewegung folgt. Man geht mit der Vorstellung nicht bewußt in die organischen Vorgänge ein, die zuletzt zur Gliedbewegung führen. Die Vorstellung taucht in das Unbewußte unter. Zwischen der Vorstellung und der Bewegung tritt im gesunden Zustande ein Fühlen ein, das nur seelisch wirkt. Es lehnt sich nicht deutlich an ein körperlich Organisches an. Im kranken Zustande ist das aber der Fall. Das Fühlen, das im gesunden Zustande als losgelöst von dem physischen Organismus erlebt wird, verbindet sich im kranken Erleben mit diesem.

Die Vorgänge des gesunden Fühlens und des kranken Erlebens erscheinen dadurch in ihrer Verwandtschaft. Es muß etwas da sein, das im gesunden Organismus mit diesem nicht so intensiv verbunden ist als im kranken. Der geistigen Anschauung enthüllt sich dieses als der astralische Leib. Er ist eine übersinnliche Organisation innerhalb der sinnlichen. Er greift entweder lose in ein Organ ein, dann führt er zum seelischen Erleben, das für sich besteht und nicht in Verbindung mit dem Körper empfunden wird. Oder er greift intensiv in ein Organ ein; dann führt er zum Erleben des Krankseins. Man muß sich eine der Formen des Krankseins in einem Ergreifen des Organismus durch den astralischen Leib vorstellen, die den geistigen Menschen tiefer in seinen Körper untertauchen läßt, als dies im gesunden Zustande der Fall ist.

Aber auch das Denken hat seine physische Grundlage im Organismus. Es ist im gesunden Zustande nur noch mehr von diesem losgelöst als das Fühlen. Die geistige Anschauung findet außer dem astralischen Leib noch eine besondere Ich-Organisation, die sich seelisch frei im Denken darlebt. Taucht mit dieser Ich-Organisation der Mensch intensiv in sein Körperhaftes unter, so tritt ein Zustand ein, der die Beobachtung des eigenen Organismus derjenigen der Außenwelt ähnlich macht. – Beobachtet man ein Ding oder einen Vorgang der Außenwelt, so liegt die Tatsache vor, daß der Gedanke im Menschen und das Beobachtete nicht in lebendiger Wechselwirkung stehen, sondern unabhängig voneinander sind. Das tritt für ein menschliches Glied nur dann ein, wenn es gelähmt wird. Dann wird es Außenwelt. Die Ich-Organisation ist nicht mehr lose wie im gesunden Zustande mit dem Gliede vereinigt, so daß sie sich in der Bewegung mit ihm verbinden und gleich wieder loslösen kann; sie taucht sich dauernd in das Glied ein und kann sich nicht mehr aus ihm zurückziehen.

Wieder stellen sich die Vorgänge des gesunden Bewegens eines Gliedes und die Lähmung in ihrer Verwandtschaft nebeneinander. Ja, man sieht es deutlich: die gesunde Bewegung ist eine angefangene Lähmung, die sogleich in ihrem Anfange wieder aufgehoben wird.

Man muß in dem Wesen des Krankseins eine intensive Verbindung des astralischen Leibes oder der Ich-Organisation mit dem physischen Organismus sehen. Aber diese Verbindung ist doch nur eine Verstärkung derjenigen, die in einer loseren Art im gesunden Zustande vorhanden ist. Auch das normale Eingreifen des astralischen Leibes und der Ich-Organisation in den menschlichen Körper sind eben nicht den gesunden Lebensvorgängen verwandt, sondern den kranken. Wirken Geist und Seele, so heben sie die gewöhnliche Einrichtung des Körpers auf; sie verwandeln sie in eine entgegengesetzte. Aber damit bringen sie den Organismus auf einen Weg, bei dem das Kranksein beginnen will. Er wird im gewöhnlichen Leben sofort nach dem Entstehen durch eine Selbstheilung reguliert.

Eine gewisse Form des Krankseins tritt dann ein, wenn das Geistige oder Seelische zu weit nach dem Organismus vorstoßen, so daß die Selbstheilung entweder gar nicht oder nur langsam eintreten kann.

In der Geist- und Seelenfähigkeit hat man also die Ursachen des Krankseins zu suchen. Und das Heilen muß in einem Loslösen des Seelischen oder Geistigen von der physischen Organisation bestehen.

Das ist die eine Art des Krankseins. Es gibt noch eine andere. Es können die Ich-Organisation und der astralische

Leib abgehalten sein, es zu der losen Verbindung mit dem Körperlichen zu bringen, die im gewöhnlichen Dasein das selbständige Fühlen, Denken und Wollen bedingen. Dann tritt in den Organen oder Vorgängen, an die Geist und Seele nicht heran können, eine Fortsetzung der gesunden Vorgänge über dasjenige Maß hinaus ein, das dem Organismus angemessen ist. Und der geistigen Anschauung zeigt sich in diesem Falle, daß dann der physische Organismus doch nicht bloß die leblosen Prozesse der äußeren Natur vollbringt. Der physische Organismus ist von einem ätherischen Organismus durchsetzt. Der bloße physische Organismus könnte niemals einen Selbstheilungsvorgang hervorrufen. Ein solcher wird in dem ätherischen Organismus angefacht. Damit aber wird die Gesundheit als der Zustand erkannt, der im ätherischen Organismus seinen Ursprung hat. Heilen muß daher in einer Behandlung des ätherischen Organismus bestehen.*

* Durch ein Vergleichen dessen, was im ersten Kapitel gesagt ist, mit dem Inhalt des zweiten wird sich das Verständnis dessen besonders ergeben, was in Betracht kommt.

III

DIE ERSCHEINUNGEN DES LEBENS

Man kommt nicht zum Verständnis des gesunden und kranken menschlichen Organismus, wenn man sich vorstellt, daß sich die Wirkungsart irgendeines mit der Nahrung aufgenommenen Stoffes aus der äußeren Natur in das Innere des Organismus einfach fortsetzt. Nicht um eine solche Fortsetzung der Wirkung, die man an dem Stoffe außerhalb des menschlichen Organismus beobachtet, handelt es sich, sondern um deren Überwindung.

Die Täuschung, als ob im Organismus die Stoffe der Außenwelt in ihrer Eigenart fortwirkten, entsteht dadurch, daß vor der gewöhnlichen chemischen Denkungsart das so erscheint. Diese gibt sich nach ihren Untersuchungen dem Glauben hin, der Wasserstoff z. B. sei im Organismus so vorhanden wie in der äußeren Natur, weil er sich in den als Nahrungsmittel eingenommenen Speisen und Getränken, und dann wieder in den Ausscheidungsprodukten: Luft, Schweiß, Urin, Faeces und in den Absonderungen, z. B. Galle, findet.

Man empfindet heute keine Notwendigkeit zu fragen, was mit dem als Wasserstoff vor dem Eintritt in den Organismus und nach dem Austritt Erscheinenden, im Organismus vorgegangen ist.

Man fragt nicht: was macht das als Wasserstoff Erscheinende im Organismus durch?

Man wird sogleich gedrängt, wenn man diese Frage aufwirft, die Aufmerksamkeit auf den Unterschied zwischen dem schlafenden und dem wachenden Organismus zu lenken. Im schlafenden Organismus bildet dessen stoffliche

Wesenheit keine Grundlage zur Entfaltung der bewußten und selbstbewußten Erlebnisse. Aber sie bildet doch eine Grundlage zur Entfaltung des Lebens. In dieser Beziehung unterscheidet sich der schlafende von dem toten Organismus. In diesem ist die stoffliche Grundlage nicht mehr eine solche des Lebens. So lange man diesen Unterschied nur in der verschiedenen Zusammensetzung der Stoffe beim toten und lebenden Organismus sieht, wird man mit dem Verständnis nicht weiterkommen.

Es hat vor fast einem halben Jahrhundert der bedeutende Physiologe *Du Bois-Reymond* darauf hingewiesen, daß man aus den Stoffwirkungen nie das Bewußtsein erklären könne. Er hat gesagt, nie und nimmer werde man einsehen, warum es einer bestimmten Anzahl von Kohlenstoff-, Sauerstoff-, Stickstoff- und Wasserstoffatomen nicht sollte gleichgültig sein, wie sie liegen, wie sie lagen und liegen werden, und warum sie durch diese ihre Lageveränderung in dem Menschen die Empfindung hervorbringen: ich sehe rot; ich rieche Rosenduft. Weil das so ist, meinte Du Bois-Reymond, könne die naturwissenschaftliche Denkart den wachenden, von Empfindungen erfüllten Menschen nie erklären, sondern nur den schlafenden.

Er gab sich mit dieser Ansicht einer Illusion hin. Er glaubte, aus der Wirkungsart der Stoffe ergäben sich zwar nicht die Bewußtseins-Erscheinungen, wohl aber die des Lebens. In Wirklichkeit muß man aber ebenso wie Du Bois-Reymond für die Bewußtseins-Erscheinungen für die des Lebens sagen: Warum sollte es einer Anzahl von Kohlenstoff-, Sauerstoff-, Wasserstoff- und Stickstoffatomen beikommen, durch die Art, wie sie lagen, wie sie liegen, wie sie liegen werden, die Erscheinung des Lebens hervorzubringen?

Die Beobachtung zeigt doch, daß die Lebenserscheinungen eine ganz andere Orientierung haben als die im Leblosen verlaufenden. Für die letzteren wird man sagen können: sie zeigen sich von Kräften beherrscht, die vom Wesen des Stoffes ausstrahlen, vom – relativen – Mittelpunkt nach der Peripherie hin. Die Lebenserscheinungen zeigen den Stoff von Kräften beherrscht, die von außen nach innen wirken, gegen den – relativen – Mittelpunkt zu. Beim Übergange ins Leben muß sich der Stoff den ausstrahlenden Kräften entziehen und sich den einstrahlenden fügen.

Nun hat ein jeglicher Erdenstoff und auch Erdenvorgang seine ausstrahlenden Kräfte von der Erde und in Gemeinschaft mit ihr. Er ist ein solcher Stoff, wie ihn die Chemie betrachtet, nur als ein Bestandteil des Erdenkörpers. Kommt er zum Leben, so muß er aufhören, ein bloßer Erdenteil zu sein. Er tritt aus der Gemeinschaft mit der Erde heraus. Er wird einbezogen in die Kräfte, die vom Außerirdischen nach der Erde von allen Seiten einstrahlen. Sieht man einen Stoff oder Vorgang als Leben sich entfalten, so muß man sich vorstellen, er entziehe sich den Kräften, die wie vom Mittelpunkte der Erde auf ihn wirken, und er komme in den Bereich von anderen, die keinen Mittelpunkt, sondern einen Umkreis haben.

Von allen Seiten wirken sie heran, diese Kräfte, wie nach dem Mittelpunkte der Erde hin strebend. Sie müßten das Stoffliche des Erdenbereichs völlig gestaltlos auflösen, zerreißen, wenn sich nicht in diesen Kräfteraum die Wirkungen der außerirdischen Himmelskörper mischten, die die Auflösung modifizieren. An der Pflanze kann man beobachten, was in Betracht kommt. Die Stoffe der Erde werden in den Pflanzen aus dem Bereich der Erdenwirkungen herausgehoben. Sie streben in das Formlose. Diesen Übergang in das Formlose modifizieren die Sonnenwirkungen und Ähnliches aus dem Weltenraume. Wirkt das nicht, oder anders z. B. in der Nacht, dann regen sich in den Stoffen wieder die Kräfte, die sie aus der Erdengemeinschaft haben. Und aus dem Zusammenwirken der irdischen und kosmischen Kräfte entsteht das Pflanzenwesen. Faßt man den Bereich alles dessen, was die Stoffe an Kräftewirkungen unter Erdeneinfluß entfalten, als das Physische zusammen, so wird man die ganz anders gearteten Kräfte, die nicht von der Erde ausstrahlend, sondern in sie einstrahlend sind, mit einem das Andersartige ausdrückenden Namen bezeichnen müssen. Wir finden dasjenige in der menschlichen Organisation hier von einer andern Seite, auf das wir von der einen Seite schon im vorigen Kapitel hingewiesen haben. Im Einklange mit einem älteren Gebrauch, der unter dem Einfluß der neueren, physikalisch orientierten Denkungsart in Verwirrung gekommen ist, haben wir bereits diesen Teil des menschlichen Organismus als das Ätherische bezeichnet. Man wird sagen müssen: im Pflanzlichen, das heißt in dem als lebend Erscheinenden, waltet das Ätherische.

Insofern der Mensch ein lebendes Wesen ist, waltet dieses Ätherische auch in ihm. Aber es tritt doch auch in Bezug auf die bloßen Lebenserscheinungen ein bedeutsamer Unterschied gegenüber dem Pflanzlichen auf. Die Pflanze läßt in sich das Physische walten, wenn das Ätherische aus dem Weltenraum seine Wirksamkeit nicht mehr entfaltet, wie das in der Nacht der Fall ist, wo der Sonnenäther aufhört zu wirken. Das Menschenwesen läßt in seinem Körper das Physische erst im Tode walten. Im Schlafe entschwinden die Bewußtseins- und Selbstbewußtseins-Erscheinungen; die

Lebenserscheinungen aber bleiben bestehen, auch wenn der Sonnenäther im Weltenraum nicht wirkt. Die Pflanze nimmt fortdauernd während ihres Lebens die auf die Erde einstrahlenden Ätherkräfte in sich auf. Der Mensch trägt sie aber schon von seiner Embryonalzeit an individualisiert in sich. Was so die Pflanze aus der Welt erhält, entnimmt der Mensch während seines Lebens *aus sich,* weil er es schon im Leibe der Mutter zur Fortentwicklung erhalten hat. Eine Kraft, die eigentlich ursprünglich kosmisch ist, zur auf die Erde einstrahlenden Wirkung bestimmt, wirkt aus der Lunge oder Leber heraus. Sie hat eine Metamorphose ihrer Richtung vollzogen.

Man wird deshalb sagen müssen, der Mensch trägt das Ätherische in einer individualisierten Art in sich. So wie er das Physische in der individualisierten Gestalt seines physischen Leibes und seiner Leibesorgane an sich trägt, ebenso das Ätherische. Er hat seinen besonderen Ätherleib wie seinen besonderen physischen Leib. Im Schlafe bleibt dieser Ätherleib mit dem physischen Leibe verbunden und gibt diesem das Leben; nur im Tode löst er sich von ihm.

IV

VON DEM WESEN DES EMPFINDENDEN ORGANISMUS

Die Pflanzengestalt und Pflanzenorganisation ist ein ausschließliches Ergebnis der beiden Kräftebereiche: des aus der Erde ausstrahlenden und des in sie einstrahlenden; die tierische und menschliche nicht ein ausschließliches. Ein Pflanzenblatt steht unter dem ausschließlichen Einfluß dieser beiden Kräftebereiche; die tierische Lunge steht auch unter deren Einfluß, aber nicht ausschließlich. Für das Blatt liegen alle gestaltenden Kräfte *in* diesen Bereichen; für die Lunge gibt es solche außerhalb derselben. Das gilt sowohl für diejenigen gestaltenden Kräfte, die die Außenform geben, als auch für diejenigen, die die innere Bewegung des Substantiellen regeln, diesem eine gewisse Richtung geben und es verbinden oder trennen.

Man kann sagen, den Stoffen, welche die Pflanze aufnimmt, bleibt es dadurch, daß sie in den Bereich der auf die Erde einstrahlenden Kräfte gelangen, nicht gleichgültig, ob sie leben oder nicht leben. Sie sind innerhalb der Pflanze leblos, wenn die Kräfte des Umkreises nicht auf sie wirken; sie geraten in das Leben, wenn sie unter den Einfluß dieser Kräfte kommen.

Aber es ist der Pflanzensubstanz auch als lebende gleichgültig, wie ihre Glieder lagen, liegen und liegen werden in Bezug auf ihre eigene Betätigung. Sie überlassen sich der Betätigung der aus- und einstrahlenden Außenkräfte. Die tierische Substanz kommt in Wirkungen, die von diesen Kräften unabhängig sind. Sie bewegt sich innerhalb des Organismus, oder sie bewegt sich als ganzer Organismus so, daß diese Bewegungen nicht aus den aus- und einstrahlenden Kräften allein folgen. Es entsteht dadurch die tierische Gestaltung unabhängig von den Bereichen der von der Erde aus- und in sie einstrahlenden Kräfte.

Bei der Pflanze ergibt sich durch das gekennzeichnete Kräftespiel ein Wechsel zwischen einem Eingeschaltetsein in die einstrahlenden Kräfte des Umkreises und einem Ausgeschaltetsein. Das Pflanzenwesen zerfällt dadurch in zwei Glieder. Das eine zielt nach dem Leben hin, es steht ganz im Bereich des Umkreises; es sind die sprossenden, Wachstum-, Blüten-tragenden Organe. Das andere zielt nach dem Leblosen, es verbleibt im Bereiche der ausstrahlenden Kräfte, es umfaßt alles, was das Wachstum verhärtet, dem Leben Stütze gibt usw. Zwischen diesen beiden Gliedern entzündet sich und erlöscht das Leben; und das Sterben der Pflanze ist nur das Überhandnehmen der Wirkungen von seiten der ausstrahlenden gegenüber den einstrahlenden Kräften.

Beim Tiere wird etwas von dem Substantiellen ganz aus dem Bereiche der beiden Kräftegebiete herausgezogen. Dadurch entsteht noch eine andere Gliederung als bei der Pflanze. Es entstehen Organbildungen, die im Bereiche der beiden Kräftegebiete verbleiben, und solche, die sich aus ihnen herausheben. Es ergeben sich Wechselwirkungen zwischen den beiden Organbildungen. Und in *diesen* Wechselwirkungen liegt die Ursache, daß die tierische Substanz Träger der Empfindung sein kann. Eine Folge davon ist die Verschiedenheit im Aussehen, in der Beschaffenheit der tierischen Substanz gegenüber der pflanzlichen.

Man hat im tierischen Organismus einen Kräftebereich, der gegenüber dem von der Erde ausstrahlenden und in sie einstrahlenden unabhängig ist. Es ist der astralische Kräftebereich außer dem physischen und ätherischen noch da, von dem, von anderem Gesichtspunkte aus, schon gesprochen ist. Man braucht sich an dem Ausdrucke «astralisch» nicht zu stoßen. Die ausstrahlenden Kräfte sind die irdischen, die einstrahlenden diejenigen des Welt-Umkreises der Erde; in den «astralischen» ist etwas vorhanden, das den beiden Kräftearten übergeordnet ist. Dies macht die Erde selbst erst zum Weltenkörper, zum «Stern» (astrum). Durch die physischen Kräfte sondert sie sich aus dem Weltall heraus, durch die ätherischen läßt sie dieses auf sich wirken; durch die «astralischen» Kräfte wird sie eine selbständige Individualität im Weltall.

Das «Astralische» ist im tierischen Organismus eine selbständige, in sich abgeschlossene Gliederung wie der ätherische und der physische Organismus. Man kann deshalb von dieser Gliederung als von dem «astralischen Leib» sprechen.

Man kann die tierische Organisation nur verstehen, wenn man die Wechselbeziehungen zwischen dem physischen, dem ätherischen und dem astralischen Leib ins Auge faßt. Denn alle drei sind selbständig als Glieder der tierischen Organisation vorhanden; und alle drei sind auch verschieden von dem, was außer ihnen an leblosen (mineralischen) Körpern und an pflanzlich belebten Organismen vorhanden ist.

Der tierische physische Organismus kann zwar als leblos angesprochen werden; aber er unterscheidet sich von dem Mineralisch-Leblosen. Er wird zuerst durch den ätherischen und astralischen Organismus dem Mineralischen entfremdet, und dann wieder, durch Zurückziehen der ätherischen und astralischen Kräfte dem Leblosen zurückgegeben. Er ist ein Gebilde, an dem die im Mineralischen, im bloßen Erdenbereiche, wirksamen Kräfte nur zerstörend sich betätigen können. Er kann dem tierischen Gesamtorganismus nur so lange dienen, als die ätherischen und astralischen Kräfte das Übergewicht haben über das zerstörende Eingreifen der mineralischen.

Der tierische ätherische Organismus lebt wie der pflanzliche, aber nicht in der gleichen Art. Das Leben ist durch die astralischen Kräfte in einen sich selbst fremden Zustand gebracht; es ist aus den auf die Erde einstrahlenden Kräften herausgerissen und dann wieder in deren Bereich versetzt worden. Der ätherische Organismus ist ein Gebilde, in dem die bloß pflanzlichen Kräfte ein für die tierische Organisation zu dumpfes Dasein haben. Er kann dem tierischen Gesamtorganismus nur dadurch dienen, daß die astralischen Kräfte seine Wirkungsweise aufhellen. Gewinnt er die Oberhand im Wirken, so tritt der Schlaf ein; gewinnt der astralische Organismus die Oberhand, so ist das Wachen vorhanden.

Beides, Schlafen und Wachen, darf nicht über eine gewisse Grenze der Wirksamkeit hinausgehen. Geschähe das mit dem Schlafen, so würde in dem Gesamtorganismus das Pflanzliche zum Mineralischen hinneigen; es entstünde als krankhafter Zustand ein Überwuchern des Pflanzlichen. Geschähe es mit dem Wachen, so müßte sich das Pflanzliche von dem Mineralischen ganz entfremden; dieses würde in dem Organismus Formen annehmen, die nicht die seinigen, sondern die des außerorganischen Leblosen wären. Es bildete sich ein krankhafter Zustand durch Überwuchern des Mineralischen.

In alle drei Organismen, den physischen, ätherischen, astralischen, dringt die physische Substanz von außen ein. Alle drei müssen in ihrer Weise die Eigenart des Physischen überwinden. Dadurch entsteht eine Dreiheit der Organgliederung. Die physische Organisation bildet Organe, die durch die ätherische und astralische Organisation hindurchgegangen, die aber wieder auf dem Rückwege zu deren Bereich sind. Ganz angekommen in deren Bereich können sie nicht sein; denn das müßte den Tod des Organismus zur Folge haben.

Der ätherische Organismus bildet Organe, die durch die astralische Organisation hindurchgegangen sind, die aber sich dieser immer wieder zu entziehen streben; sie haben in sich die Kraft zur Dumpfheit des Schlafes; sie neigen dazu, das bloß vegetative Leben zu entfalten.

Der astralische Organismus bildet Organe, die das vegetative Leben sich entfremden. Sie können nur bestehen, wenn dieses vegetative Leben sie selbst immer wieder ergreift. Denn da sie keine Verwandtschaft weder mit den von der Erde aus-, noch auf diese einstrahlenden Kräften haben, müßten sie aus dem Bereich des Irdischen ganz herausfallen, wenn sie nicht immer wieder von diesem ergriffen würden. Es muß ein rhythmisches Wechselwirken des tierischen und pflanzlichen in diesen Organen stattfinden. Das bedingt die Wechselzustände von Schlafen und Wachen. Im Schlafen sind auch die Organe der astralischen Kräfte in der Dumpfheit des pflanzlichen Lebens. Sie üben da keine Wirkung auf das ätherische und physische Gebiet. Die sind dann ganz den von der Erde aus- und in sie einstrahlenden Kräftebereichen überlassen.

V

PFLANZE, TIER, MENSCH

In dem astralischen Leibe ersteht die tierische Gestaltung nach außen als ganze Gestalt und nach innen als Gestaltung der Organe. Und die empfindende tierische Substanz ist ein Ergebnis dieses gestaltenden astralischen Leibes. Wird diese Gestaltung bis zu ihrem Ende geführt, so bildet sich das Tierische.

Beim Menschen wird sie nicht zu Ende geführt. Sie wird in einem gewissen Punkte ihres Weges aufgehalten, gehemmt.

In der Pflanze ist die Substanz vorhanden, die durch die auf die Erde einstrahlenden Kräfte verwandelt wird. Das ist die lebende Substanz. Sie steht in Wechselwirkung mit der leblosen Substanz. Man hat sich vorzustellen, daß im Pflanzenwesen fortdauernd aus der leblosen Substanz diese lebende herausgesondert wird. In ihr erscheint die Pflanzengestalt als das Ergebnis der auf die Erde einstrahlenden Kräfte. Das ergibt einen Substanzstrom. Lebloses wandelt sich in Lebendes; Lebendiges wandelt sich in Lebloses. In diesem Strom entstehen die pflanzlichen Organe.

Beim Tiere entsteht die empfindende Substanz aus der lebendigen, wie bei der Pflanze die lebendige aus der leblosen. Es ist ein zweifacher Substanzstrom vorhanden. Das Leben wird innerhalb des Ätherischen nicht bis zum gestalteten Leben gebracht. Es wird im Flusse erhalten; und die Gestaltung schiebt sich durch die astralische Organisation in das fließende Leben hinein.

Beim Menschen wird auch *dieser* Vorgang im Flusse erhalten. Die empfindende Substanz wird in den Bereich einer weiteren Organisation hineingezogen. Man kann diese die Ich-Organisation nennen. Die empfindende Substanz wandelt sich noch einmal. Es entsteht ein dreifacher Substanzstrom. In diesem ersteht die menschliche innere und äußere Gestalt. Dadurch wird sie zum Träger des selbstbewußten Geisteslebens. Bis in die kleinsten Teile seiner Substanz hinein ist der Mensch in seiner Gestaltung ein Ergebnis dieser Ich-Organisation.

Man kann nun diese Gestaltung nach ihrer Substanzseite hin verfolgen. Bei Umwandlung der Substanz von der einen Stufe zur anderen hin erscheint die Substanz als eine Absonderung der oberen Stufe von der unteren und ein Aufbauen der Gestalt aus der abgesonderten Substanz. Bei der Pflanze wird aus der leblosen Substanz die lebendige abgesondert. In dieser abgesonderten Substanz wirken die auf die Erde einstrahlenden, die ätherischen Kräfte, als gestaltbildende. Zunächst findet nicht eine eigentliche Absonderung, sondern eine völlige Umwandlung der physischen Substanz durch die ätherischen Kräfte statt. Das ist aber nur der Fall in der Samenbildung. Bei ihr kann diese völlige Umwandlung stattfinden, weil der Same durch die ihn umhüllende Mutterorganisation vor der Einwirkung der physischen Kräfte geschützt wird. Befreit sich die Samenbildung von der Mutterorganisation, so gliedert sich die Kräftewirkung der Pflanze in eine solche, in der die Substanzbildung nach dem Bereich des Ätherischen hinstrebt und in eine andere, in der sie wieder nach der physischen Bildung hinstrebt. Es entstehen Glieder des Pflanzenwesens, die auf dem Wege des Lebens sind und solche, die dem Absterben zustreben. Diese erscheinen als die Ausscheidungsglieder des Pflanzenorganismus. In der Rindenbildung des Baumes kann man diese Ausscheidung als an einem besonders charakteristischen Beispiele beobachten.

Beim Tier ist eine zweifache Absonderung und auch eine zweifache Ausscheidung im Gange. Zu der pflanzlichen, die nicht zum Abschlusse gebracht wird, sondern im Flusse erhalten wird, tritt die Verwandlung der lebenden Substanz in empfindende hinzu. Diese sondert sich von der bloß lebenden ab. Man hat es mit einer nach dem empfindenden Wesen hinstrebenden und einer von ihm ab-, zum bloßen Leben hinstrebenden Substanz zu tun.

Aber es kommt im Organismus zu einer Wechselwirkung aller seiner Glieder. Deshalb ist auch die Ausscheidung nach dem Leblosen hin, die sich bei der Pflanze sehr stark dem äußerlich Leblosen, dem Mineralischen nähert, noch weit von diesem Mineralischen entfernt. Was in der Rindenbildung der Pflanze als Substanzbildung auftritt, die auf dem Wege zum Mineralischen hin ist und sich ablöst, je mehr sie mineralisch wird, das erscheint im Tierischen als Ausscheidungsprodukte der Verdauung. Es ist weiter von dem Mineralischen entfernt als die pflanzliche Abscheidung.

Beim Menschen wird aus der empfindenden Substanz diejenige abgesondert, die dann Träger des selbstbewußten Geistes wird. Aber es wird auch fortwährend eine Abscheidung bewirkt, indem eine Substanz entsteht, die nach der bloßen Empfindungsfähigkeit hinstrebt. Das Tierische ist innerhalb des menschlichen Organismus als eine fortdauernde Ausscheidung vorhanden.

Im wachenden Zustande des tierischen Organismus steht Absonderung und Gestaltung des Abgesonderten, sowie auch Abscheidung der empfindenden Substanz unter dem Einfluß der astralischen Tätigkeit. Beim Menschen kommt dazu noch die Tätigkeit des Ich-Organismus. Im Schlafe sind astralischer und Ich-Organismus nicht unmittelbar tätig. Aber die Substanz ist von dieser Tätigkeit ergriffen und setzt sie wie durch ein Beharrungsstreben fort. Eine Substanz, die einmal innerlich so durchgestaltet ist, wie es von seiten der astralischen und der Ich-Organisation geschieht, die wirkt dann auch während des schlafenden Zustandes im Sinne dieser Organisationen, gewissermaßen im Sinne eines Beharrungsvermögens fort.

Man kann also beim schlafenden Menschen nicht von einer bloß vegetativen Betätigung des Organismus sprechen. Die astralische und die Ich-Organisation wirken in der von ihr gestalteten Substanz auch in diesem Zustande weiter. Der Unterschied zwischen Schlafen und Wachen ist nicht ein solcher, in dem menschlich-animalische und vegetativ-physische Betätigung abwechseln. Der Tatbestand ist ein völlig anderer. Die empfindende Substanz und diejenige, welche den selbstbewußten Geist tragen kann, werden beim Wachen aus dem Gesamtorganismus herausgehoben und in den Dienst des astralischen Leibes und der Ich-Organisation gestellt. Der physische und der ätherische Organismus müssen dann so sich betätigen, daß in ihnen nur die von der Erde ausstrahlenden und in sie einstrahlenden Kräfte wirken. In dieser Wirkungsweise werden sie nur von außen durch den astralischen Leib und die Ich-Organisation ergriffen. Im Schlafe aber werden sie innerlich von den Substanzen ergriffen, die unter dem Einfluß des astralischen Leibes und der Ich-Organisation entstehen; während auf den schlafenden Menschen aus dem Weltall nur die von der Erde ausstrahlenden und auf sie einstrahlenden Kräfte wirken, sind an ihm von innen die Substanzkräfte tätig, die von dem astralischen Leib und der Ich-Organisation bereitet werden.

Wenn man die empfindende Substanz den *Rest* des astralischen Leibes und die unter dem Einfluß der Ich-Organisation entstandene *deren Rest* nennt, so kann man sagen: im wachenden menschlichen Organismus sind der astralische Leib und die Ich-Organisation selbst, im schlafenden sind deren substantielle Reste tätig.

Wachend lebt der Mensch in einer Betätigung, welche ihn mit der Außenwelt durch seinen astralischen Leib und durch seine Ich-Organisation in Verbindung setzt; schlafend leben sein physischer und sein ätherischer Organismus von dem, was die Reste dieser beiden Organisationen substantiell geworden sind. Eine Substanz, die wie der Sauerstoff durch das Atmen sowohl im schlafenden wie im wachenden Zustande aufgenommen wird, muß daher in ihrer Wirksamkeit nach diesen beiden Zuständen hin unterschieden werden. Der von außen aufgenommene Sauerstoff wirkt durch seine Eigenart einschläfernd, nicht aufwekkend. Vermehrte Sauerstoffaufnahme schläfert in abnormer Art ein. Der astralische Leib bekämpft fortdauernd im Wachen die einschläfernde Wirkung der Sauerstoffaufnahme. Stellt der astralische Leib seine Wirkung auf den physischen ein, so entfaltet der Sauerstoff seine Eigenart: er schläfert ein.

VI

BLUT UND NERV

In besonders eindrucksvoller Art finden sich die Tätigkeiten der einzelnen menschlichen Organismen in bezug auf den Gesamtorganismus bei der Blut- und Nervenbildung. Indem die Blutbildung in der Fortgestaltung der aufgenommenen Nahrungsstoffe erfolgt, steht der ganze Blutbildungsvorgang unter dem Einfluß der Ich-Organisation. Die Ich-Organisation wirkt von den Vorgängen, die in Begleitung bewußter Empfindung – in der Zunge, im Gaumen – vor sich gehen bis in die unbewußten und unterbewußten Vorgänge hinein – in Pepsin-, Pankreas-, Gallenwirkung usw. – Dann tritt die Wirkung der Ich-Organisation zurück, und es ist bei der weiteren Umwandlung der Nahrungssubstanz in Blutsubstanz vorzüglich der astralische Leib tätig. Das geht so weiter, bis sich das Blut mit der Luft – mit dem Sauerstoff – im Atmungsprozeß begegnet. An dieser Stelle vollzieht der Ätherleib seine Haupttätigkeit. In der im Ausatmen begriffenen Kohlensäure hat man es, bevor sie den Körper verlassen hat, mit vorzugsweise nur lebender – nicht empfindender und nicht toter – Substanz zu tun. (Lebend ist alles, was die Tätigkeit des Ätherleibes in sich trägt.) Von dieser lebenden Kohlensäure geht die Hauptmasse aus dem Organismus fort; ein kleiner Teil aber wirkt noch weiter im Organismus in die Vorgänge hinein, die in der Kopforganisation ihren Mittelpunkt haben. Dieser Teil zeigt eine starke Neigung, ins Leblose, Unorganische überzugehen, obgleich er nicht ganz leblos wird.

Im Nervensystem liegt das Entgegengesetzte vor. Im

sympathischen Nervensystem, das die Verdauungsorgane durchsetzt, waltet vornehmlich der ätherische Leib. Die Nervenorgane, die da in Betracht kommen, sind von sich aus vorzüglich nur lebende Organe. Die astralische und die Ich-Organisation wirken auf sie nicht innerlich organisierend, sondern von außen. Daher ist der Einfluß der in diesen Nervenorganen wirksamen Ich- und astralischen Organisation ein starker. Affekte und Leidenschaften haben eine dauernde, bedeutsame Wirkung auf den Sympathikus. Kummer, Sorgen richten dieses Nervensystem allmählich zugrunde.

Das Rückenmarks-Nervensystem mit allen seinen Verzweigungen ist dasjenige, in welches die astralische Organisation vorzüglich eingreift. Es ist daher der Träger dessen, was im Menschen seelisch ist, der Reflexvorgänge, nicht aber dessen, was im Ich, in dem selbstbewußten Geiste vorgeht.

Die eigentlichen Gehirnnerven sind diejenigen, die der Ich-Organisation unterliegen. Bei ihnen treten die Tätigkeiten der ätherischen und astralischen Organisation zurück.

Man sieht, im Bereiche des Gesamtorganismus entstehen dadurch drei Gebiete. In einem unteren wirken die innerlich vorzugsweise vom ätherischen Organismus durchwirkten Nerven mit der Blutsubstanz zusammen, die vornehmlich der Tätigkeit der Ich-Organisation unterliegt. In diesem Gebiete liegt während der embryonalen und nachembryonalen Entwicklungsepoche der Ausgangspunkt für alle Organbildungen, die mit der inneren Belebung des menschlichen Organismus zusammenhängen. Während der Embryonalbildung wird dieses dann noch schwache Gebiet von dem umgebenden Mutterorganismus mit den belebenden und bildenden Einflüssen versorgt. Es kommt dann ein mittleres Gebiet in Betracht, in dem Nervenorgane, die von der astralischen Organisation beeinflußt sind, zusammenwirken mit Blutvorgängen, die ebenfalls von dieser astralischen Organisation und in ihrem oberen Teil von der ätherischen abhängig sind. Hier liegt während der Bildungsperiode des Menschen der Ausgangspunkt für die Entstehung der Organe, welche die äußere und innere Beweglichkeit vermitteln, z. B. für alle Muskelbildung, aber auch für alle Organe, die nicht eigentliche Muskeln sind und die doch die Beweglichkeit verursachen. – Ein oberes Gebiet ist dasjenige, wo die unter dem innerlich-organisierenden Ich stehenden Nerven zusammenwirken mit den Blutvorgängen, die eine starke Neigung dazu haben, ins Leblose, Mineralische überzugehen. Während der Bildungsepoche des Menschen liegt hier der Ausgangspunkt für die Knochenbildung und für alles andere, das dem menschlichen Körper als Stützorgan dient.

Man wird das Gehirn des Menschen nur begreifen, wenn man in ihm die knochenbildende Tendenz sehen kann, die im allerersten Entstehen unterbrochen wird. Und man durchschaut die Knochenbildung nur dann, wenn man in ihr eine völlig zu Ende gekommene Gehirn-Impulswirkung erkennt, die von außen von den Impulsen des mittleren Organismus durchzogen wird, wo astralisch bedingte Nervenorgane mit ätherisch bedingter Blutsubstanz zusammen tätig sind. In der Knochenasche, die mit der ihr eigenen Gestaltung zurückbleibt, wenn man den Knochen durch Verbrennung behandelt, sind die Ergebnisse des obersten Gebietes der Menschenorganisation vorhanden. In der Knorpelsubstanz, die übrig bleibt, wenn man den Knochen der Wirkung verdünnter Salzsäure unterwirft, hat man das Ergebnis der Impulse des mittleren Gebietes.

Das Skelett ist das physische Bild der Ich-Organisation. Die nach dem Leblos-Mineralischen hinstrebende menschlich-organische Substanz unterliegt in der Knochenentstehung ganz der Ich-Organisation. Im Gehirn ist das Ich als geistige Wesenheit tätig. Seine formbildende, ins Physische hinein wirkende Kraft wird aber da ganz vom ätherischen Organisieren, ja von den Eigenkräften des Physischen überwältigt. Dem Gehirn liegt die organisierende Kraft des Ich nur leise zugrunde; sie geht im Lebendigen und in den physischen Eigenwirkungen unter. Gerade das ist der Grund, warum das Gehirn der Träger der geistigen Ich-Wirkung ist, daß die organisch-physische Betätigung da von der Ich-Organisation nicht in Anspruch genommen wird, diese daher als solche völlig frei sich betätigen kann. Das Knochenskelett dagegen ist zwar das vollkommene physische Bild der Ich-Organisation; diese aber erschöpft sich in dem physischen Organisieren, so daß von ihr als geistige Betätigung nichts mehr übrigbleibt. Die Vorgänge in den Knochen sind daher die am meisten unbewußten.

Die Kohlensäure, die mit dem Atmungsprozeß nach außen gestoßen wird, ist innerhalb des Organismus noch lebende Substanz; sie wird von der in dem mittleren Nervensystem verankerten astralischen Tätigkeit ergriffen und nach außen ausgeschieden. Der Teil der Kohlensäure, der mit dem Stoffwechsel nach dem Kopfe geht, wird da durch die Verbindung mit dem Kalzium geneigt gemacht, in die Wirkungen der Ich-Organisation einzutreten. Es wird dadurch der kohlensaure Kalk unter dem Einfluß der von der

Ich-Organisation innerlich impulsierten Kopfnerven auf den Weg zur Knochenbildung getrieben.

Die aus den Nahrungssubstanzen entstehenden Stoffe: Myosin und Myogen haben die Tendenz, sich im Blute abzusetzen; sie sind zunächst astralisch bedingte Substanzen, die mit dem Sympathikus in Wechselwirkung stehen, der innerlich vom ätherischen Leib organisiert ist. Diese beiden Eiweißstoffe werden aber auch zum Teil ergriffen von der Betätigung des mittleren Nervensystems, das unter dem Einfluß des astralischen Leibes steht. Dadurch gehen sie eine Verwandtschaft ein mit Zersetzungsprodukten des Eiweißes, mit Fetten, mit Zucker und zuckerähnlichen Substanzen. Das befähigt sie, unter dem Einfluß des mittleren Nervensystems auf den Weg in die Muskelbildung zu kommen.

VII

DAS WESEN DER HEILWIRKUNGEN

Die menschliche Gesamtorganisation ist nicht ein in sich abgeschlossenes System von ineinandergreifenden Vorgängen. Wäre sie das, sie könnte nicht der Träger des Seelischen und Geistigen sein. Dieses kann den Menschenorganismus nur dadurch zur Grundlage haben, daß er in der Nerven- und Knochensubstanz und in den Vorgängen, in welche diese Substanzen eingegliedert sind, fortwährend zerfällt oder sich auf den Weg der leblosen, mineralischen Tätigkeit begibt.

In dem Nervengewebe zerfällt die Eiweißsubstanz. Aber sie wird in diesem Gewebe nicht wie im Eikeim, oder in anderen Gebilden dadurch wieder aufgebaut, daß sie in den Bereich der auf die Erde einstrahlenden Wirkungen gelangt, sondern sie zerfällt einfach. Dadurch können die Ätherwirkungen, die von den Dingen und Vorgängen der äußeren Umgebung durch die Sinne einstrahlen, und diejenigen, die sich bilden, indem die Bewegungsorgane gebraucht werden, die Nerven als Organe benützen, längs welcher sie sich durch den ganzen Körper fortleiten.

Es gibt in den Nerven zweierlei Vorgänge: das Zerfallen der Eiweißsubstanz und das Durchströmen dieser zerfallenden Substanz mit Äthersubstanz, die zu ihrer Strömung durch Säuren, Salze, Phosphoriges und Schwefeliges angefacht wird. Das Gleichgewicht zwischen den beiden Vorgängen vermitteln die Fette und das Wasser.

Dem Wesen nach angesehen sind diese Vorgänge fortdauernd den Organismus durchsetzende Krankheitsprozesse. Sie müssen durch ebenso fortwirkende Heilungsprozesse ausgeglichen werden.

Dieser Ausgleich wird dadurch bewirkt, daß das Blut nicht nur die Vorgänge enthält, aus denen das Wachstum und die Stoffwechselprozesse bestehen, sondern daß ihm auch eine den krankmachenden Nervenvorgängen gegenüberstehende, fortdauernde *heilende* Wirkung zukommt.

Das Blut hat in seiner Plasma-Substanz und in dem Faserstoff diejenigen Kräfte, die dem Wachstum und dem Stoffwechsel im engeren Sinne dienen. In dem, was als Eisengehalt bei der Untersuchung der roten Blutkörperchen erscheint, liegen die Ursprünge der *heilenden* Blutwirkung. Es erscheint deshalb das Eisen auch im Magensaft und als Eisenoxyd im Milchsafte. Da werden überall Quellen geschaffen für Vorgänge, die auf die Nervenprozesse ausgleichend wirken.

Das Eisen erscheint bei der Untersuchung des Blutes so, daß es sich als das einzige Metall darstellt, das innerhalb des menschlichen Organismus die Neigung zur Kristallisationsfähigkeit hat. Damit macht es die Kräfte geltend, die äußere, physische, mineralische Naturkräfte sind. Sie bilden innerhalb des menschlichen Organismus ein im Sinne der äußeren, physischen Natur orientiertes Kräftesystem. Dieses aber wird fortdauernd durch die Ich-Organisation überwunden.

Man hat es zu tun mit zwei Kräftesystemen. Das eine hat seinen Ursprung in den Nervenvorgängen; das andere in der Blutbildung. In den Nervenvorgängen entwickeln sich krankmachende Vorgänge, die bis zu dem Grade gehen, daß sie von den ihnen entgegenwirkenden Blutvorgängen fortdauernd geheilt werden können. Die Nervenvorgänge sind solche, die von dem astralischen Leib an der Nervensubstanz und damit im ganzen Organismus bewirkt werden.

Die Blutvorgänge sind solche, in denen die Ich-Organisation *im* menschlichen Organismus der äußeren, in ihn fortgesetzten physischen Natur gegenübersteht, die aber in die Gestaltung der Ich-Organisation hineingezwungen wird.

Man kann in diesem Wechselverhältnis die Vorgänge des Erkrankens und der Heilung unmittelbar erfassen. Treten im Organismus Verstärkungen derjenigen Vorgänge auf, die ihren normalen Grad in dem durch den Nervenprozeß Erregten haben, so liegt Erkrankung vor. Ist man imstande, diesen Vorgängen solche gegenüberzustellen, die als Verstärkungen von äußeren Naturwirkungen im Organismus sich darstellen, so kann Heilung bewirkt werden, wenn diese äußeren Naturwirkungen durch den Ich-Organismus bewältigt werden und ausgleichend auf die ihnen entgegengesetzt orientierten Prozesse wirken.

Die Milch hat nur geringe Eisenmengen. Sie ist die Substanz, die als solche in ihren Wirkungen am wenigsten Krankmachendes darstellt; das Blut muß fortdauernd alles Krankmachende über sich ergehen lassen; es braucht daher das organisierte, das heißt das in die Ich-Organisation aufgenommene Eisen – das Häm – als fortdauernd wirkendes Heilmittel.

Beim Heilmittel, das auf einen in der inneren Organisation auftretenden kranken Zustand wirken soll, auch auf einen solchen, der von außen bewirkt ist, aber im Innern des Organismus verläuft, kommt es zunächst darauf an, die Erkenntnis darüber zu gewinnen, inwiefern die astrale Organisation in dem Sinne wirkt, daß ein Zerfall des Eiweißes an irgend einer Stelle des Organismus so eintritt, wie dies durch die Nervenorganisation in normaler Art in die Wege geleitet wird. Man nehme an, man habe es mit Stockungen im Unterleibe zu tun. Man kann dabei in den auftretenden Schmerzen eine überflüssige Tätigkeit des astralischen Leibes bemerken. Dann hat man es mit dem charakterisierten Fall für den Darmorganismus zu tun.

Weiter ist nun wichtig die Frage: wie ist die verstärkte Astralwirkung auszugleichen? Dies kann geschehen, wenn man in das Blut Substanzen bringt, welche gerade von demjenigen Teil der Ich-Organisation ergriffen werden können, der in der Darmorganisation tätig ist. Es sind dies Kalium und Natrium. Führt man diese in irgend einem Präparate, oder in einer Pflanzenorganisation, z. B. Anagallis arvensis dem Organismus zu, so nimmt man dem astralischen Leib seine zu große Nervenwirkung ab und bewirkt den Übergang dessen, was der astralische Leib zu viel tut, auf die von der Ich-Organisation ergriffene Wirkung der genannten Substanzen aus dem Blute heraus.

Verwendet man die mineralische Substanz, so wird man dafür sorgen müssen, daß durch Zusatzgaben, oder besser durch die Verbindung des Kaliums oder Natriums im Präparat mit Schwefel diese Metalle richtig in die Blutströmung so gebracht werden, daß die Eiweißmetamorphose vor dem Zerfall aufgehalten wird. Der Schwefel hat nämlich die Eigentümlichkeit, daß er dem Aufhalten des Eiweißzerfalles dient; er hält gewissermaßen die organisierenden Kräfte in der Eiweißsubstanz zusammen. Kommt er so in die Blutströmung, daß er sich mit dem Kalium oder Natrium in Verbindung hält, dann tritt seine Wirkung dort ein, wo das Kalium oder Natrium eine besondere Anziehung zu bestimmten Organen haben. Das ist bei den Darmorganen der Fall.

VIII

TÄTIGKEITEN IM MENSCHLICHEN ORGANISMUS. DIABETES MELLITUS

Der menschliche Organismus entfaltet durch alle seine Glieder hindurch Tätigkeiten, die ihre Impulse allein in ihm selber haben können. Was er von außen aufnimmt, muß entweder bloß die Veranlassung dazu sein, daß er eine eigene Tätigkeit entwickeln kann; oder es muß so im Körper wirken, daß die Fremdtätigkeit sich nicht von einer inneren Tätigkeit des Körpers unterscheidet, sobald sie in diesen eingedrungen ist.

Die notwendige Nahrung des Menschen enthält z. B. Kohlehydrate. Diese sind zum Teil Stärke-ähnlich. Als solche sind sie Substanzen, die ihre Tätigkeit in der Pflanze entfalten. In den menschlichen Körper gelangen sie in dem Zustande, den sie in der Pflanze erreichen können. In diesem Zustande ist die Stärke ein Fremdkörper. Der menschliche Organismus entwickelt keine Tätigkeit, die in der Richtung dessen liegt, was Stärke, in dem Zustande, in dem sie in den Körper kommt, als Tätigkeit entfalten kann. Was z. B. in der menschlichen Leber als Stärke-ähnlicher Stoff entwickelt wird (Glykogen), ist etwas anderes als pflanzliche Stärke. Dagegen ist der Traubenzucker eine Substanz, die Tätigkeiten erregt, welche von gleicher Art sind wie Tätigkeiten des menschlichen Organismus selbst. Stärke kann daher in diesem nicht Stärke bleiben. Soll sie eine Wirkung entfalten, die in dem Körper eine Rolle spielt, so muß sie verwandelt werden. Und sie geht, indem sie vom Ptyalin der Mundhöhle durchsetzt wird, in Zucker über.

Eiweiß und Fett werden vom Ptyalin nicht verändert.

Sie treten zunächst als Fremdsubstanzen in den Magen ein. In diesem werden die Eiweißstoffe durch das von ihm abgesonderte Pepsin so verwandelt, daß die Abbauprodukte bis zu den Peptonen entstehen. Sie sind Substanzen, deren Tätigkeitsimpulse mit solchen des Körpers zusammenfallen. Dagegen bleibt Fett auch im Magen unverändert. Es wird erst von dem Absonderungsprodukt der Bauchspeicheldrüse so verwandelt, daß Substanzen entstehen, die sich aus dem toten Organismus als Glycerin und Fettsäuren ergeben.

Nun aber geht die Verwandlung der Stärke in Zucker durch den ganzen Verdauungsvorgang hindurch. Es findet auch eine Umwandlung der Stärke durch den Magensaft statt, wenn diese Umwandlung nicht schon durch das Ptyalin stattgefunden hat.

Wenn die Umwandlung der Stärke durch das Ptyalin stattfindet, so steht der Vorgang an der Grenze dessen, was sich im Menschen im Bereich dessen abspielt, das in dem Kapitel II die Ich-Organisation genannt worden ist. In deren Bereich geht die erste Umwandlung des von außen Aufgenommenen vor sich. Traubenzucker ist eine Substanz, die im Bereich der Ich-Organisation wirken kann. Er ist dem Geschmack des Süßen entsprechend, der in der Ich-Organisation sein Dasein hat.

Entsteht aus dem Stärkemehl durch den Magensaft Zucker, so bedeutet dies, daß die Ich-Organisation in den Bereich des Verdauungssystems eindringt. Für das Bewußtsein ist dann der Geschmack des Süßen nicht da; aber, was im Bewußtsein – im Bereich der Ich-Organisation – vorgeht, während «süß» empfunden wird, das dringt in die unbewußten Regionen des menschlichen Körpers, und die Ich-Organisation wird dort tätig.

In den uns unbewußten Regionen hat man es nun im Sinne von Kapitel II zunächst mit dem astralischen Leib zu tun. Es ist der astralische Leib da in Wirksamkeit, wo im Magen die Stärke in Zucker verwandelt wird.

Bewußt kann der Mensch nur sein durch dasjenige, was in seiner Ich-Organisation so wirkt, daß diese durch nichts übertönt oder gestört wird, so daß sie sich voll entfalten kann. Das ist innerhalb des Bereiches der Fall, in dem die Ptyalinwirkungen liegen. Im Bereich der Pepsinwirkungen übertönt der Astralleib die Ich-Organisation. Die Ich-Tätigkeit taucht unter in die astralische. Man kann also im Bereich des Materiellen die Ich-Organisation an der Anwesenheit des Zuckers verfolgen. Wo Zucker ist, da ist Ich-Organisation; wo Zucker entsteht, da tritt die Ich-Organisation auf, um die untermenschliche (vegetative, animalische) Körperlichkeit zum Menschlichen hin zu orientieren.

Nun tritt der Zucker als Ausscheidungsprodukt auf bei Diabetes mellitus. Man hat es dabei mit dem Auftreten der Ich-Organisation an dem menschlichen Organismus in einer solchen Form zu tun, daß diese Organisation zerstörend wirkt. Sieht man auf jede andre Region des Wirkens der Ich-Organisation, so stellt sich heraus, daß diese untertaucht in die astralische Organisation. Zucker unmittelbar genossen ist in der Ich-Organisation. Er wird da zum Veranlasser des Süß-Geschmackes. Stärke genossen und durch das Ptyalin oder den Magensaft in Zucker verwandelt, zeigt an, daß in der Mundhöhle oder im Magen der astralische Leib mit der Ich-Organisation zusammenwirkt und die letztere übertönt.

Zucker ist aber auch im Blute vorhanden. Indem das

Blut Zucker enthaltend durch den ganzen Körper zirkuliert, trägt es die Ich-Organisation durch diesen. Überall da aber wird diese Ich-Organisation durch das Wirken des menschlichen Organismus in ihrem Gleichgewicht gehalten. In dem Kapitel II hat sich gezeigt, wie außer der Ich-Organisation und dem astralischen Leib in der menschlichen Wesenheit noch der ätherische und der physische Leib vorhanden sind. Auch diese nehmen die Ich-Organisation auf und halten sie in sich. So lange dies der Fall ist, sondert der Harn keinen Zucker ab. Wie die Ich-Organisation, den Zucker tragend, leben kann, das zeigt sich an den an den Zucker gebundenen Vorgängen im Organismus.

Beim Gesunden kann der Zucker im Harn nur auftreten, wenn er zu reichlich, als Zucker, genossen wird, oder wenn Alkohol, der unmittelbar, mit Übergehung von Verwandlungsprodukten, in die Körpervorgänge sich hineinzieht, zu reichlich aufgenommen wird. In beiden Fällen tritt der Zuckerprozeß als selbständig, neben den sonstigen Vorgängen im Menschen auf.

Bei Diabetes mellitus liegt die Tatsache vor, daß die Ich-Organisation beim Untertauchen in den astralischen und ätherischen Bereich so abgeschwächt wird, daß sie für ihre Tätigkeit an der Zuckersubstanz nicht mehr wirksam sein kann. Es geschieht dann durch die astralischen und ätherischen Regionen mit dem Zucker dasjenige, was mit ihm durch die Ich-Organisation geschehen sollte.

Es befördert alles die Zuckerkrankheit, was die Ich-Organisation aus der in die Körpertätigkeit eingreifenden Wirksamkeit herausreißt: Aufregungen, die nicht vereinzelt, sondern in Wiederholungen auftreten; intellektuelle Überanstrengungen; erbliche Belastung, die eine normale

Eingliederung der Ich-Organisation in den Gesamtorganismus verhindert. Das alles ist zugleich damit verbunden, daß in der Kopforganisation solche Vorgänge stattfinden, die eigentlich Parallelvorgänge der geistig-seelischen Tätigkeit sein sollten; die aber, weil diese Tätigkeit zu schnell oder zu langsam verläuft, aus dem Parallelismus herausfallen. Es denkt gewissermaßen das Nervensystem selbständig neben dem denkenden Menschen. Das aber ist eine Tätigkeit, die das Nervensystem nur im Schlafe ausführen sollte. Beim Diabetiker geht eine Art von Schlaf in den Tiefen des Organismus dem Wachzustande parallel. Es findet daher im Verlaufe der Zuckerkrankheit eine Entartung der Nervensubstanz statt. Diese ist die Folge des mangelhaften Eingreifens der Ich-Organisation.

Eine andere Begleiterscheinung sind die Furunkelbildungen bei Diabetikern. Furunkelbildungen entstehen durch ein Übermaß in der Region der ätherischen Tätigkeit. Die Ich-Organisation versagt da, wo sie wirken sollte. Die astralische Tätigkeit kann sich nicht entfalten, weil sie gerade an einem solchen Orte nur im Einklange mit der Ich-Organisation Kraft hat. Die Folge ist das Übermaß der ätherischen Wirksamkeit, die sich in der Furunkelbildung zeigt.

In alle diesem sieht man, wie ein Heilungsvorgang für Diabetes mellitus nur eingeleitet werden kann, wenn man die Ich-Organisation bei dem Diabetiker zu kräftigen imstande ist.

IX

DIE ROLLE DES EIWEISSES IM MENSCHENKÖRPER UND DIE ALBUMINURIE

Das Eiweiß ist diejenige Substanz des lebenden Körpers, die von seinen Bildekräften in der mannigfaltigsten Art umgewandelt werden kann, so daß, was sich aus der umgeformten Eiweißsubstanz ergibt, in den Formen der Organe und des ganzen Organismus erscheint. Um in solcher Art verwendet werden zu können, muß das Eiweiß die Fähigkeit haben, jede Form, die sich aus der Natur seiner materiellen Teile ergibt, in dem Augenblicke zu verlieren, in dem es im Organismus aufgerufen wird, einer von ihm geforderten Form zu dienen.

Man erkennt daraus, daß im Eiweiß die Kräfte, die aus der Natur des Wasserstoffes, Sauerstoffes, Stickstoffes und Kohlenstoffes und deren gegenseitigen Beziehungen folgen, in sich zerfallen. Die unorganischen Stoffbindungen hören auf, und die organischen Bildekräfte beginnen im Eiweißzerfall zu wirken.

Diese Bildekräfte sind an den ätherischen Leib gebunden. Das Eiweiß ist immer auf dem Sprung, entweder in die Tätigkeit des ätherischen Leibes aufgenommen zu werden, oder aus diesem herauszufallen. Eiweiß, das aus dem Organismus, dem es angehört hat, herausgenommen ist, nimmt in sich die Neigung auf, eine zusammengesetzte Substanz zu werden, die sich den unorganischen Kräften des Wasserstoffes, Sauerstoffes, Stickstoffes und Kohlenstoffes fügt. Eiweiß, das ein Bestandteil des lebenden Organismus bleibt, verdrängt in sich diese Neigung, und fügt sich den Bildekräften des ätherischen Leibes ein.

Mit den Nahrungsmitteln nimmt der Mensch das Eiweiß auf. Von dem Pepsin des Magens wird das von außen aufgenommene Eiweiß bis zu den Peptonen, die zunächst lösliche Eiweißsubstanzen sind, verwandelt. Diese Verwandlung wird durch den Pankreassaft fortgesetzt.

Das aufgenommene Eiweiß ist zunächst, wenn es als Nahrungsmittel aufgenommen wird, ein Fremdkörper des menschlichen Organismus. Es enthält die Nachwirkungen der Äthervorgänge desjenigen Lebewesens, aus dem es entnommen wird. Diese müssen ganz von ihm entfernt werden. Es muß in die Ätherwirkungen des menschlichen Organismus aufgenommen werden.

Man hat es daher im Verlaufe des menschlichen Verdauungsvorganges mit zweierlei Eiweißsubstanzen zu tun. Im Beginne dieses Vorganges ist das Eiweiß etwas dem menschlichen Organismus Fremdes. Am Ende ist es dem Organismus Eigenes. Dazwischen liegt ein Zustand, in dem das aufgenommene Nahrungseiweiß die vorigen Ätherwirkungen noch nicht ganz abgegeben, die neuen noch nicht ganz aufgenommen hat. Da ist es fast ganz unorganisch geworden. Es ist da allein unter der Einwirkung des menschlichen physischen Leibes. Dieser, der in seiner Form ein Ergebnis der menschlichen Ich-Organisation ist, trägt in sich unorganische Wirkungskräfte. Er wirkt dadurch auf das Lebendige ertötend. Alles, was in den Bereich der Ich-Organisation kommt, erstirbt. Daher gliedert sich die Ich-Organisation im physischen Leib rein unorganische Substanzen ein. Diese wirken im menschlichen physischen Organismus nicht so wie in der leblosen Natur außerhalb des Menschen; aber sie wirken doch eben unorganisch, d. h. ertötend. Diese ertötende Wirkung wird auf das Eiweiß da ausgeübt, wo in der Verdauungsregion das Trypsin tätig ist, ein Bestandteil des Pankreassaftes. –

Daß in der Wirkungsart des Trypsins Unorganisches im Spiele ist, kann auch daraus entnommen werden, daß diese Substanz unter Beihilfe von Alkalischem ihre Tätigkeit entfaltet.

Bis zur Begegnung mit dem Trypsin des Bauchspeichels lebt die Eiweiß-Nahrung auf fremde Art; auf die Art des Organismus, aus dem sie genommen ist. Bei der Begegnung mit dem Trypsin wird das Eiweiß leblos. Man möchte sagen, es wird nur für einen Augenblick im menschlichen Organismus leblos. Da wird es aufgenommen in den physischen Leib gemäß der Ich-Organisation. Diese muß nun die Kraft haben, das, was aus der Eiweißsubstanz geworden ist, in den Bereich des menschlichen Ätherleibes überzuführen. Das Nahrungs-Eiweiß wird damit Bildestoff für den menschlichen Organismus. Die ätherischen Fremdwirkungen, die ihm vorher anhafteten, treten aus dem Menschen aus.

Es ist nun notwendig, daß der Mensch, um das Nahrungs-Eiweiß gesund zu verdauen, eine so starke Ich-Organisation habe, daß alles für den menschlichen Organismus notwendige Eiweiß in den Bereich des menschlichen Ätherleibes übergehen kann. Ist das nicht der Fall, so entsteht eine überschüssige Tätigkeit dieses Ätherleibes. Der erhält nicht genug von der Ich-Organisation vorbereitete Eiweißsubstanz für seine Tätigkeit. Die Folge davon ist, daß die auf die Belebung des von der Ich-Organisation aufgenommenen Eiweißes orientierte Tätigkeit sich des Eiweißes bemächtigt, das noch fremde Ätherwirkungen enthält. Der Mensch erhält in seinem eigenen Ätherleibe eine Summe von Wirkungen, die nicht hineingehören. Diese müssen auf unregelmäßige Art ausgeschieden werden. Es entsteht eine krankhafte Ausscheidung.

Diese krankhafte Ausscheidung tritt in der *Albuminurie* zu Tage. Es wird da Eiweiß ausgeschieden, das in den Bereich des Ätherleibes aufgenommen werden sollte. Es ist solches Eiweiß, das durch die Schwäche der Ich-Organisation nicht den Durchgangszustand des fast Leblosen hat annehmen können.

Nun sind die Kräfte, die im Menschen die Ausscheidung bewirken, an den Bereich des astralischen Leibes gebunden. Indem dieser bei der Albuminurie gezwungen ist, eine Tätigkeit auszuführen, auf die hin er nicht orientiert ist, verkümmert seine Tätigkeit für diejenigen Stellen des menschlichen Organismus, an denen sie sich entfalten sollte. Das ist in den Nierenepithelien. In der Schädigung der Nierenepithelien ist ein Symptom vorhanden für die Ablenkung der für sie bestimmten Tätigkeit des astralischen Leibes.

Man sieht aus diesem Zusammenhange, wo die Heilung bei der Albuminurie einsetzen muß. Es ist die Kraft der Ich-Organisation in der Pankreasdrüse, die zu schwach ist, zu verstärken.

X

DIE ROLLE DES FETTES IM MENSCHLICHEN ORGANISMUS UND DIE TRÜGERISCHEN LOKALEN SYMPTOMENKOMPLEXE

Das Fett ist diejenige Substanz des Organismus, die sich, indem sie von außen aufgenommen wird, am wenigsten als Fremdstoff erweist. Fett geht am leichtesten aus der Art, die es bei der Nahrungsaufnahme mitbringt, in die Art des menschlichen Organismus über. Die achtzig Prozent Fett, welche z. B. die Butter enthält, gehen durch die Gebiete des Ptyalin und Pepsin unverändert hindurch und werden nur vom Pankreassaft verändert, nämlich in Glycerin und Fettsäuren verwandelt.

Dieses Verhalten des Fettes ist nur dadurch möglich, daß es von der Natur eines fremden Organismus (von dessen ätherischen Kräften usw.) möglichst wenig in den menschlichen hinüberträgt. Dieser kann es leicht seiner eigenen Wirksamkeit einverleiben.

Das rührt davon her, daß das Fett bei der Erzeugung der inneren Wärme seine besondere Rolle spielt. Diese Wärme ist aber dasjenige, in dem, als im physischen Organismus, die Ich-Organisation vorzüglich lebt. Von *jeder* im menschlichen Körper befindlichen Substanz kommt für die Ich-Organisation nur soviel in Betracht, als bei deren Wirksamkeit Wärmeentfaltung stattfindet. Fett erweist sich durch sein ganzes Verhalten als eine Substanz, die nur Ausfüllung des Körpers ist, nur von ihm getragen wird und allein durch diejenigen Vorgänge, bei denen sich Wärme entwikkelt, für die tätige Organisation in Betracht kommt. Fett, das z. B. als Nahrung aus einem tierischen Organismus genommen ist, nimmt von diesem in den menschlichen Organismus nichts hinüber als allein seine Fähigkeit Wärme zu entwickeln.

Diese Wärme-Entwicklung geschieht aber als eine der spätesten Vorgänge des Stoffwechsels. Es erhält sich daher als Nahrung aufgenommenes Fett durch die ersten und mittleren Vorgänge des Stoffwechsels hindurch und wird erst in dem Bereich der inneren Körpertätigkeit, am frühesten vom Bauchspeichel aufgenommen.

Wenn das Fett in der menschlichen Milch erscheint, so weist dies auf eine sehr bemerkenswerte Tätigkeit des Organismus hin. Der Körper zehrt dies Fett nicht in sich auf; er läßt es in ein Absonderungsprodukt übergehen. Es geht damit aber auch die Ich-Organisation in *dieses* Fett über. Darauf beruht die bildsame Kraft der Muttermilch. Die Mutter überträgt dadurch ihre eigenen bildsamen Kräfte der Ich-Organisation auf das Kind und fügt damit den Gestaltungskräften, die schon durch die Vererbung übertragen worden sind, noch etwas hinzu.

Der gesunde Weg ist dann vorhanden, wenn die menschlich bildsamen Kräfte die im Körper vorhandenen Fettvorräte in der Wärmeentwicklung aufzehren. Ein ungesunder Weg ist derjenige, wenn das Fett nicht von der Ich-Organisation in Wärmeprozessen verbraucht, sondern unverbraucht in den Organismus geführt wird. Solches Fett bildet einen Überschuß an der Möglichkeit, Wärme da und dort im Organismus zu erzeugen. Es ist das Wärme, die beirrend für die anderen Lebensvorgänge da und dort im Organismus eingreift, und die von der Ich-Organisation nicht umfaßt wird. Es entstehen da gewissermaßen parasitäre Wärmeherde. Diese tragen die Neigung zu entzündlichen

Zuständen in sich. Die Entstehung solcher Herde muß darin gesucht werden, daß der Körper die Neigung entwickelt, mehr Fett zustande zu bringen, als die Ich-Organisation zu ihrem Leben in der Innenwärme braucht.

Im gesunden Organismus werden die animalischen (astralischen) Kräfte so viel Fett erzeugen oder aufnehmen, als durch die Ich-Organisation in Wärmevorgänge übergeführt werden kann, und dazu noch diejenige Menge, die notwendig ist, um die Muskel- und Knochen-Mechanik in Ordnung zu halten. In diesem Falle wird die dem Körper notwendige Wärme erzeugt werden. Tragen die animalischen Kräfte der Ich-Organisation zu wenig Fett zu, so tritt für die Ich-Organisation Wärmehunger ein. Diese muß die ihr notwendige Wärme den Tätigkeiten der Organe entziehen. Dadurch werden diese gewissermaßen in sich brüchig, versteift. Ihre notwendigen Vorgänge spielen sich träge ab. Man wird dann da oder dort Krankheitsprozesse auftreten sehen, bei denen es sich darum handeln wird, zu erkennen, ob sie in einem allgemeinen Fettmangel ihre Ursachen haben.

Tritt der schon erwähnte andere Fall ein, das Zuviel an Fettgehalt, so daß parasitäre Wärmeherde sich bilden, dann werden Organe so erfaßt, daß sie sich über ihr Maß hinaus betätigen. Es werden dadurch Neigungen erzeugt zu überreichlicher, den Organismus überlastender Nahrungsaufnahme. Es ist gar nicht nötig, daß dies so sich entwickelt, daß die in Frage kommende Person ein Zuviel-Esser wird. Es kann sein, daß z. B. bei der Stoffwechseltätigkeit im Organismus einem Kopforgan zuviel Substanz zugeführt und dadurch solche den Unterleibsorganen und Absonderungsvorgängen entzogen wird. Dann tritt herabgestimmte

Tätigkeit bei den schlecht versorgten Organen ein. Die Drüsenabsonderungen können mangelhaft werden. Die flüssigen Bestandteile des Organismus geraten in ein ungesundes Mischungsverhältnis. Es kann z. B. die Gallenabsonderung im Verhältnis zur Absonderung der Bauchspeicheldrüse zu groß werden. Wieder wird es darauf ankommen, daß man erkenne, wie ein lokal auftretender Symptomenkomplex in seinem Hervorgehen aus ungesunder Fett-Betätigung zu beurteilen ist.

XI

DIE GESTALTUNG DES MENSCHLICHEN KÖRPERS UND DIE GICHT

Die Aufnahme des Eiweißes ist ein Vorgang, der mit der *einen* Seite der inneren Betätigung des menschlichen Organismus zusammenhängt. Es ist dies *die* Seite, die auf Grund der Stoffaufnahme zustande kommt. Jede derartige Betätigung hat zu ihrem Ergebnis Formbildung, Wachstum, Neubildung von substantiellem Inhalt. Alles, was mit den unbewußten Verrichtungen des Organismus zusammenhängt, gehört hierher.

Diesen Vorgängen stehen diejenigen gegenüber, die in Ausscheidungen bestehen. Es können Ausscheidungen sein, die nach außen gehen; es können auch solche sein, wo das Ausscheidungsprodukt im Innern weiter verarbeitet wird in der Formung oder Substanzierung des Körpers. Diese Vorgänge bilden die materielle Grundlage der bewußten Erlebnisse. Durch die Vorgänge der ersteren Art wird die Kraft des Bewußtseins herabgestimmt, wenn sie über das Maß dessen hinausgehen, was durch die Vorgänge der zweiten Art im Gleichgewicht gehalten werden kann.

Ein besonders bemerkenswerter Ausscheidungsvorgang ist derjenige der Harnsäure. Bei dieser Ausscheidung ist der astralische Leib tätig. Dieselbe muß durch den ganzen Organismus hindurch geschehen. In besonderem Maße geschieht sie durch den Harn. In einer ganz fein verteilten Weise z. B. im Gehirn. Bei der Harnsäureabsonderung durch den Harn ist in der Hauptsache der astralische Leib betätigt; die Ich-Organisation ist in untergeordneter Weise daran beteiligt. Bei der Harnsäureabsonderung im Gehirn ist in erster Linie die Ich-Organisation maßgebend, der astralische Leib tritt zurück.

Nun ist im Organismus der astralische Leib der Vermittler der Tätigkeit der Ich-Organisation für ätherischen und physischen Leib. Diese muß in die Organe die leblosen Substanzen und Kräfte tragen. Nur durch diese Imprägnierung der Organe mit Unorganischem kann der Mensch das bewußte Wesen sein, das er ist. Organische Substanz und organische Kraft würde das menschliche Bewußtsein zum tierischen herabdämpfen.

Der astralische Leib macht durch seine Tätigkeit die Organe geneigt, die unorganischen Einlagerungen der Ich-Organisation aufzunehmen. Er ist gewissermaßen für sie der Wegmacher.

Man sieht: in den unteren Teilen des menschlichen Organismus hat die Tätigkeit des astralischen Leibes die Oberhand. Es dürfen da die Harnsäuresubstanzen von dem Organismus nicht aufgenommen werden. Sie müssen reichlich ausgeschieden werden. Da muß unter dem Einfluß dieser Ausscheidung die Imprägnierung mit Unorganischem verhindert werden. Je mehr Harnsäure ausgeschieden wird, desto reger ist die Tätigkeit des astralischen Leibes, desto geringer die der Ich-Organisation und damit die Imprägnierung mit Unorganischem.

Im Gehirn ist die Tätigkeit des astralischen Leibes gering. Es wird wenig Harnsäure ausgeschieden, dafür um so mehr Unorganisches im Sinne der Ich-Organisation eingelagert.

Große Harnsäuremengen bewältigt die Ich-Organisation nicht; sie müssen der Tätigkeit des astralischen Leibes verfallen; kleine Harnsäuremengen gehen in die Ich-Organisation über und bilden dann die Grundlage für die Formung des Unorganischen im Sinne dieser Organisation.

Es muß im gesunden Organismus die rechte Ökonomie herrschen in der Harnsäureverteilung für die einzelnen Gebiete. Für alles, was Nerven-Sinnesorganisation ist, muß eine nur so große Harnsäuremenge geliefert werden, als durch die Ich-Tätigkeit gebraucht werden kann; für die Stoffwechsel-Gliedmaßenorganisation muß diese Tätigkeit unterdrückt werden; die astralische Tätigkeit muß in der reichlichen Harnsäureabsonderung sich entfalten können.

Da nun der astralische Leib der Wegmacher für die Ich-Tätigkeit in den Organen ist, so muß man die richtig verteilte Harnsäureablagerung als ein ganz wesentliches Glied der menschlichen Gesundheit ansehen. Denn in ihr kommt zum Ausdrucke, ob zwischen der Ich-Organisation und dem astralischen Leib in irgendeinem Organ oder Organsysteme das rechte Verhältnis besteht.

Man nehme nun an, in irgendeinem Organe, in dem die Ich-Organisation vorherrschen sollte gegenüber der astralischen Tätigkeit, beginne die letztere die Oberhand zu haben. Es kann dies nur ein Organ sein, in dem die Ausscheidung der Harnsäure durch die Einrichtung des Organes über einen gewissen Grad hinaus unmöglich ist. Es wird dann dieses Organ mit Harnsäure überladen, die von der Ich-Organisation nicht bewältigt wird. Der astralische Leib beginnt dann damit, die Ausscheidung dennoch zu bewirken. Und da die Ausführungsorgane an den betreffenden Stellen fehlen, so wird die Harnsäure statt nach außen, im Organismus selbst abgelagert. Gelangt sie an Stellen des Organismus, wo die Ich-Organisation nicht genügend eingreifen kann, so ist da Unorganisches, d. h. solches, das nur der Ich-Organisation zugehört, aber von dieser der astralischen Tätigkeit überlassen wird. Es entstehen Herde, wo in den menschlichen Organismus untermenschliche (animalische) Vorgänge eingeschoben werden.

Man hat es mit der *Gicht* zu tun. Wenn gesagt wird, diese entwickle sich vielfach auf Grund vererbter Anlage, so geschieht das eben deswegen, weil beim Vorherrschen der Vererbungskräfte das Astralisch-Animalische besonders tätig wird, und dadurch die Ich-Organisation zurückgedrängt wird.

Man wird aber die Sache besser durchschauen, wenn man die wahre Ursache darin sucht, daß in den menschlichen Körper durch die Nahrungsaufnahme Substanzen gelangen, die durch dessen Tätigkeit ihre Fremdheit innerhalb des Organismus nicht verlieren können. Sie werden durch eine schwache Ich-Organisation nicht in den Ätherleib übergeführt, verbleiben daher in der Region der astralischen Tätigkeit. Ein Gelenkknorpel oder eine Bindegewebspartie können mit Harnsäure nur überladen und dadurch die Überbürdung mit Unorganischem in ihnen bewirkt werden, daß in diesen Körperteilen die Ich-Tätigkeit hinter der Astralwirksamkeit zurückbleibt. Da die ganze Form des menschlichen Organismus ein Ergebnis der Ich-Organisation ist, so muß durch die gekennzeichnete Unregelmäßigkeit eine Deformierung der Organe eintreten. Der menschliche Organismus strebt da aus seiner Form heraus.

XII

AUFBAU UND ABSONDERUNG DES MENSCHLICHEN ORGANISMUS

Der menschliche Körper bildet sich wie andere Organismen aus dem halbflüssigen Zustand heraus. Doch ist zu seiner Bildung stets die Zufuhr von luftförmigen Stoffen nötig. Der wichtigste ist der durch die Atmung vermittelte Sauerstoff.

Man betrachte zunächst einen festen Bestandteil, z. B. ein Knochengebilde. Es wird aus dem Halbflüssigen abgeschieden. In dieser Abscheidung ist die Ich-Organisation tätig. Jeder kann sich davon überzeugen, der die Ausbildung des Knochensystems verfolgt. Es entwickelt sich in dem Maße, als der Mensch durch die Embryonal- und Kindheitszeit seine menschliche Form, den Ausdruck der Ich-Organisation, bekommt. Die Eiweißverwandlung, die dabei zugrunde liegt, scheidet zunächst die (astralischen und ätherischen) Fremdkräfte von der Eiweißsubstanz ab; das Eiweiß geht durch den Zustand des Unorganischen hindurch; es muß dabei flüssig werden. In diesem Zustand wird es von der Ich-Organisation, die sich in der Wärme betätigt, erfaßt und dem eigenen menschlichen Ätherleib zugeführt. Es wird Menschen-Eiweiß. Bis zu der Verwandlung in die Knochensubstanz hat es noch einen weiten Weg.

Es ist nach seiner Verwandlung in Menschen-Eiweiß notwendig, daß es zur Aufnahme und Umformung von kohlensaurem und phosphorsaurem Kalk usw. reif gemacht wird. Dazu muß es eine Zwischenstufe durchmachen. Es muß unter den Einfluß der Aufnahme von Luftförmigem kommen. Dieses trägt die Umwandlungsprodukte der

Kohlehydrate in das Eiweiß hinein. Es entstehen dadurch Substanzen, die die Grundlage für die einzelnen Organbildungen abgeben können. Man hat es da nicht mit fertigen Organsubstanzen, nicht mit Leber- oder Knochensubstanz z. B. zu tun, sondern mit einer allgemeineren Substanz, aus der heraus alle die einzelnen Organe des Körpers gebildet werden können. In der Bildung der fertigen Organgestalten ist die Ich-Organisation tätig. In der gekennzeichneten, noch undifferenzierten Organsubstanz ist der astralische Leib tätig. Beim Tiere nimmt dieser astralische Leib auch die fertige Organgestaltung auf sich; beim Menschen bleibt die Tätigkeit des astralischen Leibes und damit die animalische Natur nur als der allgemeine Untergrund der Ich-Organisation bestehen. Die Tierwerdung kommt beim Menschen nicht zu Ende; sie wird auf ihrem Wege unterbrochen und ihr das Menschliche durch die Ich-Organisation gewissermaßen aufgesetzt.

Diese Ich-Organisation lebt ganz in Wärmezuständen. Sie holt aus der allgemeinen Astralwesenheit die einzelnen Organe heraus. Sie betätigt sich dabei an der allgemeinen, durch das Astralische herbeigeführten Substanz so, daß sie den Wärmezustand eines sich vorbereitenden Organs entweder erhöht oder vermindert.

Vermindert sie ihn, so treten unorganische Substanzen in einem sich verhärtenden Vorgang in die Substanz ein, und es ist die Grundlage zur Knochenbildung gegeben. Es werden Salzsubstanzen aufgenommen.

Erhöht sie ihn, so werden Organe gebildet, deren Tätigkeit in einer Auflösung des Organischen besteht, in einer Überführung in Flüssiges oder Luftförmiges.

Man nehme nun an, die Ich-Organisation finde im Organismus nicht so viel Wärme entwickelt, daß die Erhöhung des Wärmezustandes für die Organe, denen er nötig ist, im hinreichenden Maße erfolgen kann. Es geraten dadurch Organe, deren Tätigkeit nach der Richtung der Auflösung hin erfolgen soll, in die Tätigkeit des Verhärtens. Sie erhalten die Neigung als krankhafte, die in den Knochen die gesunde ist.

Nun ist der Knochen, wenn er von der Ich-Organisation geformt ist, ein Organ, das von dieser aus ihrem Bereich entlassen wird. Er kommt in einen Zustand, in dem er nicht mehr innerlich ergriffen wird von der Ich-Organisation, sondern nur noch äußerlich. Er ist aus dem Wachstums- und Organisationsbereich herausgeführt und dient noch mechanisch der Ich-Organisation bei Ausführung der Körperbewegungen. Nur ein Rest von innerer Tätigkeit der Ich-Organisation durchsetzt ihn die ganze Lebenszeit hindurch, weil er ja doch auch Organisationsglied innerhalb des Organismus bleiben muß und aus dem Leben nicht herausfallen darf.

Die Organe, die aus dem angegebenen Grunde in eine knochenähnliche Bildungstätigkeit übergehen können, sind die Adern. Bei ihnen tritt dann die sogenannte Verkalkung (Sclerosis) auf. Es wird aus diesen Organsystemen die Ich-Organisation gewissermaßen ausgetrieben.

Der entgegengesetzte Fall tritt ein, wenn die Ich-Organisation nicht auf die notwendige Verminderung des Wärmezustandes für das Knochengebiet trifft. Dann werden die Knochen den Organen ähnlich, die eine auflösende Tätigkeit entwickeln. Sie vermögen dann wegen der mangelnden Verhärtung keine Grundlage abzugeben für die Salzeingliederung. Es findet also die letzte Entfaltung der Knochengebilde, die in den Bereich der Ich-Organisation gehört, nicht statt. Die astralische Tätigkeit wird nicht an dem rechten Punkte ihres Weges aufgehalten. Es müssen Neigungen zur Gestalt-Mißbildung auftreten; denn die gesunde Gestaltbildung kann nur im Bereiche der Ich-Organisation erfolgen.

Man hat es mit den rachitischen Erkrankungen zu tun. Aus alledem ersieht man, wie die menschlichen Organe mit ihren Tätigkeiten zusammenhängen. Der Knochen entsteht im Bereiche der Ich-Organisation. Ist seine Bildung zum Abschlusse gekommen, so dient er dieser Ich-Organisation, die ihn fortan nicht mehr bildet, sondern zu den willkürlichen Bewegungen benützt. Ebenso ist es nun mit dem, was im Bereiche der astralischen Organisation entsteht. Es werden da undifferenzierte Substanzen und Kräfte gebildet. Diese treten als die Grundlage der differenzierten Organbildungen überall im Körper auf. Die astralische Tätigkeit führt sie bis zu einer gewissen Stufe; dann benützt sie sie. Es ist der ganze menschliche Organismus vom Halbflüssigen durchdrungen, in dem astralisch orientierte Tätigkeit waltet.

Diese Tätigkeit lebt sich aus in Absonderungen, die in der Bildung des Organismus nach der Richtung seiner höheren Glieder hin ihre Verwendung finden. Man hat eine so gerichtete Absonderung in den Drüsenerzeugnissen zu sehen, die in der Ökonomie der Organismuswirksamkeit ihre Rolle spielen. Man hat dann neben diesen Absonderungen nach dem Innern des Organismus diejenigen, die eigentliche Abscheidungen nach außen sind. Man irrt, wenn man in diesen nichts weiter sieht als dasjenige, was der Organismus von den aufgenommenen Nahrungsstoffen nicht brauchen kann und deshalb nach außen wirft. Es kommt nämlich nicht darauf an, daß der Organismus Stoffe nach außen absondert, sondern daß er diejenigen Tätigkeiten vollzieht, die zu den Ausscheidungen führen. In der Verrichtung dieser Tätigkeiten liegt etwas, das der Organismus für seinen Bestand *braucht. Diese* Tätigkeit ist ebenso notwendig wie diejenige, die Stoffe in den Organismus aufnimmt oder in ihm ablagert. Denn in dem gesunden Verhältnis der *beiden* Tätigkeiten liegt das Wesen der organischen Wirksamkeit.

So erscheint in den Ausscheidungen nach außen das Ergebnis der astral orientierten Tätigkeit. Und sind Stoffe in die Ausscheidungen eingelagert, die bis zum Unorganischen getrieben sind, dann lebt in diesen auch die Ich-Organisation. Und *dieses* Leben der Ich-Organisation ist sogar von ganz besonderer Wichtigkeit. Denn die Kraft, die auf solche Ausscheidungen verwendet wird, erzeugt gewissermaßen einen Gegendruck nach innen. Und dieser ist für das gesunde Sein des Organismus notwendig. Die Harnsäure, die durch den Harn abgesondert wird, erzeugt als solchen Gegendruck nach innen die richtige Neigung des Organismus für den Schlaf. Zu wenig Harnsäure im Harn und zuviel im Blut erzeugt einen so kurzen Schlaf, daß dieser für die Gesundheit des Organismus nicht hinreicht.

XIII

VOM WESEN DES KRANKSEINS UND DER HEILUNG

Schmerz, der irgendwo im Organismus auftritt, ist Erlebnis im astralischen Leib und im Ich. Beide, sowohl der astralische Leib wie das Ich sind in den physischen Leib und den ätherischen Leib in einer entsprechenden Art eingeschaltet, so lange der Mensch im wachenden Zustande ist. Tritt der Schlaf ein, so verrichten der physische und der ätherische Leib allein die organische Tätigkeit. Der astralische Leib und das Ich sind von ihnen abgetrennt.

Im Schlafen kehrt der Organismus zu den Betätigungen zurück, die am Ausgangspunkte seiner Entwicklung liegen, in der Embryonal- und ersten Kindheitszeit. Im Wachen herrschen diejenigen Vorgänge vor, die am Ende dieser Entwicklung liegen, im Altern und Sterben.

Im Anfange der Menschenentwicklung liegt das Vorherrschen der Tätigkeit des ätherischen Leibes über diejenige des astralischen; allmählich wird die Tätigkeit des letzteren immer intensiver, die des ätherischen Leibes tritt zurück. Im Schlafen erhält dann der ätherische Leib nicht etwa die Intensität, die er im Lebensanfange gehabt hat. Er behält diejenige, die er im Verhältnis zum Astralischen im Laufe des Lebens entwickelt hat.

Für jedes Organ des menschlichen Körpers entspricht in jedem Lebensalter eine bestimmte Stärke der auf das Organ entfallenden ätherischen Tätigkeit einer ebensolchen der astralischen. Daß das rechte Verhältnis vorhanden ist, davon hängt es ab, ob der astralische Leib sich in den ätherischen entsprechend einschalten kann oder nicht. Kann er das wegen Herabstimmung der ätherischen Tätigkeit nicht, so entsteht Schmerz; entwickelt der ätherische Leib eine über sein Normalmaß hinausgehende Tätigkeit, so wird die Durchdringung der astralischen und der ätherischen Betätigung besonders intensiv. Es entsteht Lust, Wohlbehagen. Man muß sich nur klar sein darüber, daß Lust beim Wachsen über ein gewisses Maß hinaus in Schmerz und umgekehrt Schmerz in Lust übergeht. Beachtet man dies nicht, so könnte dies hier Gesagte im Widerspruch mit früher Ausgeführtem erscheinen.

Ein Organ erkrankt, wenn sich die ihm zukommende ätherische Tätigkeit nicht entfalten kann. Man nehme z. B. die aus dem Verdauungsvorgange sich in den ganzen Organismus fortsetzende Stoffwechseltätigkeit. Werden die Erzeugnisse des Stoffwechsels überall restlos übergeführt in die Tätigkeit und Substanzgestaltung des Organismus, so ist dies ein Zeichen dafür, daß der ätherische Leib in entsprechender Weise arbeitet. Lagern sich aber auf den Stoffwechselwegen Substanzen ab, die nicht in das Tun des Organismus übergehen, dann ist der Ätherleib herabgestimmt in seiner Tätigkeit. Diejenigen physischen Vorgänge, die sonst vom astralischen Leib angeregt werden, aber nur in ihrem Gebiete dem Organismus seine Dienste leisten, greifen über ihr Gebiet hinaus in dasjenige der ätherischen Tätigkeit hinüber. Es entstehen auf diese Art Vorgänge, die dem Vorherrschen des astralischen Leibes ihr Dasein verdanken. Es sind das Vorgänge, die ihre rechte Stelle da haben, wo das Altern, der Abbau des Organismus eintritt.

Es handelt sich nun darum, die Harmonie zwischen der ätherischen und der astralischen Tätigkeit herbeizuführen. Der ätherische Leib muß verstärkt, der astralische geschwächt werden. Es kann dies dadurch geschehen, daß die physischen Substanzen, welche der Ätherleib verarbeitet, in einen Zustand gebracht werden, in dem sie sich leichter der Tätigkeit fügen, als dies im kranken Zustande geschieht. Ebenso muß der Ich-Organisation Kraft zugeführt werden, denn der astralische Leib, der in seiner Tätigkeit animalisch orientiert ist, wird durch die Verstärkung der Ich-Organisation nach der Richtung der menschlichen Organisation mehr gehemmt als ohne diese.

Der Weg, diese Dinge erkennend zu durchschauen, wird sich finden, wenn man beobachtet, was für Wirkungen auf den Stoffwechselwegen irgend eine Substanz entfaltet. Man nehme den Schwefel. Er ist im Eiweiß enthalten. Er liegt also dem ganzen Vorgang zugrunde, der sich bei der Aufnahme der Eiweißnahrung abspielt. Er geht von der fremden ätherischen Art durch den Zustand des Unorganischen über in die ätherische Tätigkeit des menschlichen Organismus. Er findet sich im Faserstoff der Organe, im Gehirn, in Nägeln und Haaren. Er geht also durch die Stoffwechselwege bis an die Peripherie des Organismus. Er erweist sich damit als eine Substanz, die bei der Aufnahme der Eiweißstoffe in das Gebiet des menschlichen Ätherleibes eine Rolle spielt.

Es entsteht nun die Frage, ob denn der Schwefel auch bei dem Übergang von dem Gebiet der ätherischen Wirksamkeit in das der astralischen eine Bedeutung hat, und ob er etwas mit der Ich-Organisation zu tun hat. Er verbindet sich nicht merklich mit den in den Organismus eingeführten unorganischen Substanzen zu Säuren und Salzen. In einer solchen Verbindung würde die Grundlage für eine Aufnahme der Schwefelprozesse in den astralischen Leib und die Ich-Organisation liegen. Der Schwefel dringt also nicht dahin. Er entfaltet seine Wirksamkeit im Bereiche des physischen und des Ätherleibes. Das zeigt sich auch darin, daß erhöhte Schwefelzufuhr in dem Organismus Schwindelgefühle, Bewußtseins-Dämpfungen hervorruft. Auch der Schlaf, also der Körperzustand, in dem der astralische Leib und die Ich-Organisation als seelische Wesenheiten nicht wirken, wird durch vermehrte Schwefelzufuhr intensiver.

Man kann daraus ersehen, daß der Schwefel, als Heilmittel zugeführt, die physischen Tätigkeiten des Organismus dem Eingreifen der ätherischen geneigter macht, als sie im kranken Zustande sind.

Anders liegt die Sache beim Phosphor. Er findet sich im menschlichen Organismus als Phosphorsäure und phosphorsaure Salze im Eiweiß, im Faserstoff, im Gehirn, in den Knochen. Er drängt zu den unorganischen Substanzen hin, die in dem Bereich der Ich-Organisation ihre Bedeutung haben. Er regt die bewußte Tätigkeit des Menschen an. Dadurch bedingt er auf entgegengesetze Art wie der Schwefel, nämlich nach der Anregung der bewußten Tätigkeit, den Schlaf; der Schwefel dagegen bedingt diesen durch Erhöhung der unbewußten physischen und ätherischen Tätigkeit. Der Phosphor ist im phosphorsauren Kalk der Knochen, also derjenigen Organe, die der Ich-Organisation unterliegen, wenn diese sich der äußeren Mechanik zur Körperbewegung bedient, nicht wenn sie von innen, in Wachstum, Stoffwechselregulierung usw. wirkt.

Als Heilmittel wird daher der Phosphor wirken, wenn der krankhafte Zustand in dem Überwuchern des astralischen Gebietes über die Ich-Organisation besteht und die letztere gestärkt werden muß, damit die astralische zurückgedrängt wird.

Man betrachte die Rachitis. Es wurde im früheren ausgeführt, wie sie in einem Überwuchern der ätherisch-astralischen Tätigkeit beruht und wie sie zu einer mangelhaften Betätigung der Ich-Organisation führt. Behandelt man sie zuerst mit Schwefel in entsprechender Weise, so wird die ätherische gegenüber der astralischen Tätigkeit verstärkt; läßt man, nachdem dies geschehen ist, eine Phosphorbehandlung eintreten, so wird, was man in der Äther-Organisation vorbereitet hat, zu derjenigen des «Ich» hinübergeleitet; und man kommt der Rachitis von zwei Seiten entgegen. (Es ist uns bekannt, daß die Phosphorheilung bei Rachitis angezweifelt wird; allein, man hatte es bei den bisherigen Heilversuchen *nicht* mit der hier beschriebenen Methode zu tun.)

XIV

VON DER THERAPEUTISCHEN DENKWEISE

Die Kieselsäure trägt ihre Wirkungen durch die Stoffwechselwege bis in diejenigen Partien des menschlichen Organismus, in denen das Lebendige zum Leblosen wird. Sie findet sich im Blute, durch das hindurch die Gestaltungskräfte ihren Weg nehmen müssen; und sie kommt in den Haaren vor, also dort, wo sich die Gestaltung nach außen abschließt; man trifft sie in den Knochen, in denen die Gestaltung nach innen ihr Ende findet. Sie erscheint im Harn als Absonderungsprodukt.

Sie bildet die physische Grundlage der Ich-Organisation. Denn diese wirkt gestaltend. Diese Ich-Organisation braucht den Kieselsäureprozeß bis in diejenigen Teile des Organismus hinein, in denen die Gestaltung, die Formgebung an die äußere und innere (unbewußte) Welt grenzt. In dem Umkreis des Organismus, wo die Haare die Kieselsäure tragen, wird die menschliche Organisation an die unbewußte Außenwelt angeschlossen. In den Knochen wird diese Organisation an die unbewußte Innenwelt angeschlossen, in der der Wille wirkt.

Zwischen den beiden Wirkungsfeldern der Kieselsäure muß sich im gesunden menschlichen Organismus die physische Grundlage des Bewußtseins entfalten. Die Kieselsäure hat eine zweifache Aufgabe. Sie setzt im Innern den bloßen Wachstums-, Ernährungs- etc. -Vorgängen eine Grenze. Und sie schließt nach außen die bloßen Naturwirkungen von dem Innern des Organismus ab, so daß dieser innerhalb seines Bereiches nicht die Naturwirkungen zur Fortsetzung bringen muß, sondern seine eigenen entfalten kann.

Der menschliche Organismus ist in seiner Jugend an den Stellen, wo die mit den Gestaltungskräften versehenen Gewebe liegen, am meisten mit Kieselsäure ausgestattet. Von da aus entfaltet die Kieselsäure ihre Tätigkeit nach den beiden Grenzgebieten hin und schafft zwischen ihnen den Raum, in dem sich die Organe des bewußten Lebens bilden können. Im gesunden Organismus sind das vornehmlich die Sinnesorgane. Aber man muß eingedenk dessen sein, daß das Sinnesleben den ganzen menschlichen Organismus durchzieht. Die Wechselwirkung der Organe beruht darauf, daß immer ein Organ die Wirkung des andern wahrnimmt. Bei denjenigen Organen, die nicht in der eigentlichen Bedeutung Sinnesorgane sind, z. B. Leber, Milz, Niere etc., ist die Wahrnehmung eine so leise, daß sie im gewöhnlichen wachen Leben unter der Schwelle des Bewußtseins bleibt. Jedes Organ ist außerdem, daß es dieser oder jener Funktion im Organismus dient, noch Sinnesorgan.

Aber es ist doch der ganze menschliche Organismus von sich gegenseitig beeinflussenden Wahrnehmungen durchzogen und muß es sein, damit alles in ihm gesund zusammenwirkt.

Alles das aber beruht auf der richtigen Verteilung der Kieselsäurewirkungen. Man kann geradezu von einem dem Gesamt-Organismus eingegliederten speziellen Kieselsäure-Organismus sprechen, auf dem die der gesunden Lebenstätigkeit zugrunde liegende gegenseitige Empfindlichkeit der Organe und deren richtiges Verhältnis nach innen zu der Seelen- und Geist-Entfaltung und nach außen für den richtigen Abschluß der Naturwirkungen beruht.

Dieser Spezial-Organismus wird nur richtig wirken, wenn die Kieselsäure in einer solchen Menge im Organismus vorhanden ist, daß der Ich-Organismus in voller Art sie ausnützen kann. Für alle übrige Kieselsäuremenge muß die astralische Organisation, die unter der Ich-Organisation liegt, die Kraft haben, sie durch den Harn oder auf andere Art auszuscheiden.

Die nicht ausgeschiedenen überschüssigen, von der Ich-Organisation nicht erfaßten Kieselsäuremengen müssen im Organismus als Fremdstoffe sich ablagern und wegen ihrer Neigung zur Gestaltung, durch die sie – in richtiger Menge – gerade der Ich-Organisation dienen, diese stören. Zu viel Kieselsäure dem Organismus beigebracht, gibt daher Anlaß zu Magen- und Darmverstimmungen. Die Aufgabe des Verdauungsgebietes besteht dann darin, abzuscheiden, was zur überschüssigen Gestaltung drängt. Wo das Flüssige vorherrschen soll, wird Vertrocknung bewirkt. Am deutlichsten zeigt sich dies, wenn die Störungen des seelischen Gleichgewichtes, hinter denen die organischen unverkennbar sind, bei zu reichlicher Kieselsäurezufuhr stattfinden. Man fühlt Schwindel-Gefühle, kann sich vor dem Verfallen in den Schlafzustand nicht behüten, empfindet Unlenkbarkeit der Gehör- und Gesichtswahrnehmungsvorgänge; ja man kann geradezu etwas verspüren, wie wenn sich die Wirkungen der Sinne vor der Fortsetzung in das Innere des Nervensystems stauten. Das alles zeigt, daß sich die Kieselsäure nach dem Umkreis des Körpers drängt, aber, wenn sie zu reichlich dorthin kommt, die Normal-Gestaltung durch eine Fremdneigung zur Gestaltung stört. Ebenso tritt nach der Seite des inneren Abschlusses der Gestaltung die Störung ein. Man empfindet Unlenkbarkeit des Bewegungssystems, Gelenkschmerzen. Das alles kann dann übergehen in entzündliche Vorgänge, die dort entstehen, wo die Fremdgestaltung der Kieselsäure zu stark eingreift.

Man wird dadurch auf das verwiesen, was die Kieselsäure im menschlichen Organismus an Heilkraft entwickeln kann. Man nehme an, ein Organ, das nicht eigentliches Sinnesorgan ist, werde in seiner unbewußten Wahrnehmefähigkeit für die außer ihm gelegenen Organismuspartien überempfindlich. Man wird dann bemerken, daß in den Funktionen dieses Organs eine Störung auftritt. Ist man in der Lage, durch Zuführung von Kieselsäure die Überempfindlichkeit zu beheben, dann wird man dem krankhaften Zustand beikommen können. Es wird sich nur darum handeln, die organische Körperwirkung so zu beeinflussen, daß die Kieselsäurezufuhr gerade um das krankhaft gewordene Organ herum wirkt, und nicht durch eine Allgemeinwirkung im Sinne des oben Geschilderten den ganzen Organismus beeinflußt.

Durch die Kombination der Kieselsäure mit anderen Mitteln kann man es dahin bringen, daß die Kieselsäure beim Einführen in den Organismus gerade an dasjenige Organ herangelangt, in dem sie benötigt wird, und von dort auch wieder als Ausscheidung nach außen zu befördern ist, ohne daß sie anderen Organen zum Schaden wird.

Ein anderer Fall ist derjenige, in dem ein Organ für die Wirkungen der anderen Organe in seiner Empfindlichkeit herabgestimmt wird. Dann hat man es mit einer Anhäufung von Kieselsäurewirkung im Umkreis des Organs zu tun. Man hat dann nötig, auf die Kieselsäurewirkung des ganzen Organismus zu einem solchen Einfluß zu gelangen, daß die lokale Wirkung ihre Kraft verliert, oder man kann auch durch Ausscheidemittel die Fortschaffung der Kieselsäure fördern. Das erstere ist vorzuziehen, weil die Anhäufung der Kieselsäure an einem Orte in der Regel einen Mangel an einem anderen hervorruft. Die Verteilung der lokalisierten Kieselsäurewirkung auf den ganzen Organismus wird man z. B. durch eine Schwefelkur bewirken können. Man wird einsehen, warum das der Fall ist, wenn man die Schwefelwirkungen im Organismus an einer andern Stelle dieses Buches nachliest.

XV

DAS HEILVERFAHREN

Die Erkenntnis der Heilmittelwirkungen beruht auf dem Durchschauen der in der außermenschlichen Welt vorhandenen Kraftentwickelungen. Denn, um einen Heilvorgang zu veranlassen, muß man Substanzen in den Organismus einführen, die in diesem sich so ausbreiten, daß der Krankheitsvorgang allmählich in einen normalen übergeht. Nun liegt eben das Wesen des krankhaften Vorganges darin, daß innerhalb des Organismus sich etwas abspielt, das sich nicht eingliedert in die Gesamttätigkeit desselben. Das hat ein solcher Vorgang gemeinsam mit einem solchen der äußeren Natur.

Man kann sagen: entsteht im Innern des Organismus ein Vorgang, der einem solchen der äußeren Natur ähnlich ist, so tritt Erkrankung ein. Ein solcher Vorgang kann den physischen oder den ätherischen Organismus ergreifen. Es muß dann entweder der astralische Leib oder das Ich eine Aufgabe erfüllen, die sie sonst nicht vollbringen. Sie müssen sich in einem Lebensalter, in dem sie in freier seelischer Tätigkeit sich entfalten sollten, zurückschrauben in ein früheres Lebensalter – in vielen Fällen sogar in das Embryonalalter – und an der Bildung von physischen und ätherischen Gestaltungen mitwirken, die bereits übergegangen sein sollten in den Bereich des physischen und des ätherischen Organismus; das heißt, die im ersten menschlichen Lebensalter vom astralischen Leib und der Ich-Organisation besorgt, später aber vom physischen und ätherischen Organismus allein übernommen werden. Denn *alle* Entwicklung des menschlichen Organismus beruht darauf, daß ursprünglich die Gesamtgestaltung des physischen und ätherischen Leibes aus der Tätigkeit des Astralischen und der Ich-Organisation sich ergibt; daß aber mit zunehmendem Alter die astralische und Ich-Tätigkeit in der physischen und ätherischen Organisation weiterlaufen. Tun sie das nicht, so müssen der astralische Leib und die Ich-Organisation in einem Stadium ihrer Entwickelung in einer Art eingreifen, zu der sie in diesem Stadium nicht mehr geeignet sind.

Man nehme an, es treten Unterleibsstockungen auf. Die physische und ätherische Organisation vollziehen nicht die ihnen im vorangehenden Lebensalter übertragenen Tätigkeiten in dem entsprechenden Teile des menschlichen Körpers. Die astralische und Ich-Tätigkeit müssen eingreifen. Dadurch schwächen sich diese ab für andere Aufgaben im Organismus. Sie sind nicht da, wo sie sein sollten, z. B. in der Gestaltung der in die Muskeln gehenden Nerven. Die Folge sind Lähmungserscheinungen in gewissen Teilen des Organismus.

Es handelt sich darum, solche Substanzen in den menschlichen Organismus einzuführen, welche der astralischen und der Ich-Organisation die ihnen nicht zukommende Tätigkeit abnehmen können. Man kann nun finden, daß die Prozesse, die in der Bildung starker ätherischer Öle im Pflanzenorganismus, insbesondere in der Blütenbildung wirken, dieses Abnehmen bewirken können. Auch Substanzen, die Phosphor enthalten, können das. Man muß nur dafür sorgen, daß man den Phosphor durch Zusammenmengen mit andern Substanzen dazu bringt, daß er seine Wirkung im Darm entfalte, nicht in dem über den Darm hinausliegenden Stoffwechsel.

Hat man es zu tun mit Entzündungserscheinungen der

Haut, so entfalten da astralischer Leib und Ich-Organisation eine abnorme Tätigkeit. Sie entziehen sich dann den Wirkungen, die sie auf mehr nach innen gelegene Organe ausüben sollten. Sie vermindern die Empfindlichkeit innerer Organe. Diese hinwiederum hören wegen ihrer herabgestimmten Empfindlichkeit auf, die ihnen obliegenden Vorgänge auszuführen. Es können dadurch z. B. abnorme Zustände in der Lebertätigkeit auftreten. Und die Verdauung kann dann in unrechtmäßiger Weise beeinflußt werden. Bringt man nun Kieselsäure in den Organismus, so werden die auf die Haut entfallenden Tätigkeiten des astralischen und des Ich-Organismus entlastet. Die nach innen erfolgende Tätigkeit dieser Organismen wird wieder freigegeben; und ein Gesundungsprozeß tritt ein.

Steht man vor krankhaften Zuständen, die sich in abnormem Herzklopfen offenbaren, so wirkt eine nicht regelmäßige Tätigkeit des astralischen Organismus auf den Gang der Blutzirkulation. Diese Tätigkeit schwächt sich dann für die Hirnvorgänge ab. Es treten epileptische Zustände ein, weil durch die abgeschwächte astralische Tätigkeit im Kopforganismus die dort hingehörige ätherische zu stark angespannt wird. Bringt man den aus Levisticum (Liebstöckel) zu gewinnenden gummiartigen Stoff – etwa in Teeform, noch besser in etwas verarbeiteter Form in einem Präparat – in den Organismus, dann wird die für die Blutzirkulation unrecht verbrauchte Tätigkeit des astralischen Leibes freigegeben, und die Stärkung für die Gehirnorganisation tritt ein.

Man muß in allen diesen Fällen durch eine entsprechende Diagnose die Richtung der Krankheitswirkungen feststellen. Man nehme den letzten Fall. Er kann so liegen, daß die

Ursache von einem gestörten Wechselwirken zwischen ätherischem und astralischem Leib in der Blutzirkulation ausgeht. Die Hirnerscheinungen sind dann die Folge. Man wird mit der Heilung so vorgehen können, wie es beschrieben worden ist.

Die Sache kann aber auch umgekehrt liegen. Die Unregelmäßigkeit kann ursächlich zwischen der astralischen und ätherischen Tätigkeit im Gehirnsystem auftreten. Dann ist die unregelmäßige Blutzirkulation mit der abnormen Herztätigkeit die Folge. Dann muß man z. B. schwefelsaure Salze in den Stoffwechselvorgang bringen. Diese wirken auf die ätherische Organisation des Gehirns so, daß sie in dieser eine Anziehungskraft zu dem astralischen Leibe hervorrufen. Man kann das daran beobachten, daß die Denk-Initiative, die Willenssphäre und die ganze Geschlossenheit des Wesens eine Umwandlung nach dem Besseren erfahren. Es wird dann wahrscheinlich nötig sein, die astralischen Kräfte in ihrer neu zu erwerbenden Wirkung auf das Zirkulationssystem etwa durch ein Kupfersalz zu unterstützen.

Man wird bemerken, daß der Gesamt-Organismus in seine regelmäßige Tätigkeit dann wieder eintritt, wenn man die durch den physischen und ätherischen Organismus bewirkte Übertätigkeit des astralischen und Ich-Organismus in irgend einem Gliede des Leibes ersetzt durch eine von außen bewirkte. Der Organismus hat die Tendenz, seine Mängel auszugleichen. Deshalb stellt er sich wieder her, wenn man eine Unregelmäßigkeit eine Zeitlang künstlich so reguliert, daß man den innerlich hervorgerufenen Vorgang, der aufhören muß, bekämpft durch einen ähnlichen Vorgang, den man von außen her bewirkt.

XVI

HEILMITTEL-ERKENNTNIS

Man muß die Substanzen, deren Verwendung als Heilmittel in Betracht kommen soll, zunächst in der Art kennen, daß man die in ihnen enthaltenen möglichen Kräftewirkungen außerhalb und innerhalb des menschlichen Organismus beurteilen kann. Dabei kann es sich nur in einem geringen Grade darum handeln, die Wirkungsmöglichkeiten ins Auge zu fassen, die von der gewöhnlichen Chemie erforscht werden, sondern es kommt darauf an, *die* Wirkungen zu beobachten, die sich aus dem Zusammenhange der inneren Kräftekonstitution einer Substanz im Verhältnis zu den Kräften ergeben, die von der Erde ausstrahlen oder in sie einstrahlen.

Man betrachte von diesem Gesichtspunkte aus z. B. den Antimonglanz. Das Antimon hat eine starke Verwandtschaft zu den Schwefelverbindungen anderer Metalle. Der Schwefel hat eine Summe von Eigenschaften, die sich in verhältnismäßig nur engen Grenzen konstant erhält. Er ist empfindlich gegen die Prozesse der Natur wie Erwärmung, Verbrennung usw. Das macht ihn fähig, auch eine bedeutende Rolle innerhalb der sich völlig aus den Erdenkräften herauslösenden und in die ätherischen Wirkungen sich einspannenden Eiweißsubstanzen zu spielen. Indem das Antimon sich verwandtschaftlich an den Schwefel bindet, macht es diese Einspannung in die Ätherwirkungen leicht mit. Es ist daher leicht in die Tätigkeit des Eiweißes im menschlichen Körper hineinzubringen, und diesem zu einer Ätherwirkung zu verhelfen, wenn dieser Körper durch irgendeinen krankhaften Zustand eine von außen eingeführte Eiweißsubstanz nicht selbst so verwandeln kann, daß sie seiner eigenen Tätigkeit sich eingliedert.

Aber das Antimon zeigt noch andere Eigentümlichkeiten. Wo es nur kann, strebt es die büschelförmige Gestaltung an. Es gliedert sich damit in Linien, die von der Erde weg- und den Kräften entgegenstreben, die im Äther wirken. Man bringt mit dem Antimon somit etwas in den menschlichen Organismus, das der Wirkung des Ätherleibes auf halbem Wege entgegenkommt. Auch dasjenige, was im Seigerprozeß mit dem Antimon vor sich geht, weist auf die Äther-Verwandtschaft dieses Stoffes hin. Es wird durch diesen Prozeß feinfaserig. Nun ist der Seigerprozeß ein solcher, der gewissermaßen unten physisch beginnt und oben in das Ätherische übergeht. Das Antimon gliedert sich in diesen Übergang hinein.

Des weiteren zeigt das Antimon, das beim Glühen oxydiert, beim Verbrennen einen aus ihm entstehenden weißen Rauch, der an kalten Körpern sich anlegt und die Antimonblumen erzeugt.

Ferner hat das Antimon eine gewisse Abwehrkraft gegen die elektrischen Wirkungen. Wird es elektrolytisch in einer gewissen Art behandelt und an die Kathode als Niederschlag gebracht, so explodiert dieser bei Berührung mit einer Metallspitze.

Alles dieses zeigt, daß im Antimon die Tendenz enthalten ist, in das Ätherelement in dem Augenblick *leicht* überzugehen, in dem dazu die Bedingungen auch nur in geringem Grade vorhanden sind. Dem geistigen Schauen gelten alle diese Einzelheiten nur als Andeutungen; denn dieses nimmt die Beziehung zwischen Ich-Tätigkeit und Antimon-Wirksamkeit unmittelbar so wahr, daß die Antimonprozesse, in den menschlichen Organismus gebracht, *so* wirken, wie die Ich-Organisation.

Im menschlichen Organismus zeigt das Blut in seiner Strömung eine Tendenz, zu gerinnen. Diese Tendenz ist diejenige, die unter dem Einfluß der Ich-Organisation steht und unter ihr die Regulierung erfahren muß. Blut ist ein organisches Mittelprodukt. Was im Blute entsteht, hat Vorgänge durchgemacht, die auf dem Wege sind, solche des menschlichen Vollorganismus, d. h. der Ich-Organisation zu werden. Es muß noch Vorgänge durchmachen, die in die Gestaltung dieses Organismus sich einfügen. Welcher Art diese sind, kann aus Folgendem erkannt werden. Indem das Blut beim Entfernen aus dem Körper gerinnt, zeigt es, daß es durch sich selbst die Tendenz zum Gerinnen hat, aber im menschlichen Organismus an diesem Gerinnen fortdauernd verhindert werden muß. Was Blut am Gerinnen verhindert, ist die Kraft, durch die es der Organismus sich eingliedert. Es gliedert sich in die Körpergestaltung durch die Formkräfte ein, die gerade noch vor dem Gerinnen liegen. Würde das Gerinnen eintreten, wäre das Leben gefährdet.

Hat man es daher im Organismus mit einem krankhaften Zustande zu tun, der in einem Mangel dieser nach der Blutgerinnung hinzielenden Kräfte besteht, so wirkt das Antimon in dieser oder jener Form als Heilmittel.

Die *Gestaltung* des Organismus ist im wesentlichen eine solche Verwandlung der Eiweißsubstanz, durch die diese zum Zusammenwirken mit mineralisierenden Kräften kommt. Solche sind z. B. in dem Kalk enthalten. Was hier in Betracht kommt, zeigt anschaulich die Schalenbildung der Auster. Die Auster muß sich desjenigen, was in der Schalenbildung vorliegt, entledigen, um die Eiweißsubstanz in ihrer Eigenart zu behalten. Ähnliches ist auch bei der Schalenbildung des Eies vorhanden.

Bei der Auster wird das Kalkartige *abgesondert*, um es der Eiweißbildung *nicht* einzugliedern. Im menschlichen Organismus muß diese Eingliederung stattfinden. Die bloße Eiweißwirkung muß in eine solche umgewandelt werden, in der mitwirkt, was im Kalkartigen durch die Ich-Organisation an gestaltenden Kräften hervorgerufen werden kann. Das muß sich innerhalb der Blutbildung abspielen. Das Antimon wirkt der kalkausscheidenden Kraft entgegen und führt das Eiweiß, das seine Form bewahren will, durch seine Verwandtschaft mit dem Äther-Elemente in die Formlosigkeit hinüber, die für die Einflüsse des Kalkartigen oder Ähnlichem empfänglich ist.

Beim Typhus ist es klar, daß der krankhafte Zustand in einer mangelnden Überführung der Eiweißsubstanz in gestaltungsfähige Blutsubstanz besteht. Die Form der Diarrhöen, die auftritt, zeigt, daß schon im Darm die Unfähigkeit zu dieser Umwandlung beginnt. Die schweren Bewußtseins-Beeinträchtigungen, die sich einstellen, zeigen, daß die Ich-Organisation aus dem Körper herausgetrieben wird und nicht wirken kann. Das ist aus dem Grunde, weil die Eiweißsubstanz nicht an die mineralisierenden Kräfte, in denen die Ich-Organisation wirken kann, herankommt. Ein Beweis für diese Anschauung ist auch die Tatsache, daß die Entleerungen die Ansteckungsgefahr bringen. In diesen erweist sich die Tendenz zur Zerstörung der gestaltenden Kräfte gesteigert.

Wendet man bei typhösen Erscheinungen Antimonpräparate in entsprechender Zusammensetzung an, so erweisen sich diese als Heilmittel. Sie entkleiden die Eiweißsubstanz ihrer Eigenkräfte und machen sie geneigt, den Gestaltungskräften der Ich-Organisation sich einzufügen.

Man wird von Gesichtspunkten aus, die in der Gegenwart vielfach üblich sind, sagen: solche Ansichten wie die hier über das Antimon angedeutete, seien nicht exakt; und man wird dagegen auf die Exaktheit der gewöhnlichen chemischen Methoden hinweisen. Aber für die Wirkung im menschlichen Organismus kommen in Wahrheit die chemischen Wirkungen der Stoffe so wenig in Betracht wie die chemische Zusammensetzung eines Farbstoffes für die Handhabung dieses Stoffes durch den Maler. Gewiß, der Maler tut gut, von dem chemischen Ausgangspunkt etwas zu wissen. Aber *wie* er die Farbstoffe im Malen behandelt, das kommt von einer andern Methodik. Und so ist es für den Therapeuten. Dieser kann die Chemie als eine Grundlage betrachten, die für ihn etwas bedeutet; die Wirkungsweise der Stoffe im menschlichen Organismus hat aber nichts mehr mit diesem Chemischen zu tun. Wer Exaktheit nur in dem sieht, was die Chemie – auch die pharmazeutische – feststellt, der vernichtet die Möglichkeit, Anschauungen darüber zu gewinnen, was im Organismus bei Heilungsvorgängen geschieht.

XVII
SUBSTANZ-ERKENNTNIS ALS GRUNDLAGE DER HEILMITTEL-ERKENNTNIS

Wer die Wirkung von Heilmitteln beurteilen will, muß ein Auge haben für die Kräftewirkungen, die sich im menschlichen Organismus ergeben, wenn eine Substanz, die außer demselben gewisse Wirkungen zeigt, in irgend einer Art in ihn eingeführt wird.

Ein klassisches Beispiel kann man in der Ameisensäure finden. Sie tritt als eine ätzende, Entzündung bewirkende Substanz im Körper der Ameisen auf. Da erscheint sie als ein Absonderungsprodukt. Ein solches muß der entsprechende tierische Organismus erzeugen, damit er seine Tätigkeit in angemessener Weise ausführen kann. Das Leben liegt in der absondernden Tätigkeit. Ist das Absonderungsprodukt erzeugt, so hat es keine Aufgabe mehr im Organismus. Es muß ausgeschieden werden. Im Tun liegt das Wesen des Organismus, nicht in seinen Substanzen. Die Organisation ist nicht ein Stoffzusammenhang, sondern eine Tätigkeit. Der Stoff trägt den Anreiz zur Tätigkeit in sich. Hat er diesen Anreiz verloren, so hat er für die Organisation keine weitere Bedeutung.

Im menschlichen Organismus entsteht auch die Ameisensäure. Da aber hat sie ihre Bedeutung. Sie dient der Ich-Organisation. Durch den astralischen Leib werden aus der organischen Substanz Teile ausgesondert, die dahin zielen, leblos zu werden. Die Ich-Organisation braucht diesen Übergang der organischen Substanz in den leblosen Zustand. Aber sie braucht eben den Vorgang des Überganges; nicht, was dann durch den Übergang entsteht. Ist nun das nach dem Leblosen hin sich Entwickelnde gebildet, so wird es im Innern des Organismus zur Last. Es muß entweder unmittelbar abgesondert werden, oder aufgelöst, um mittelbar hinwegzukommen.

Geschieht nun für etwas, das aufgelöst werden sollte, diese Auflösung nicht, so häuft es sich im Organismus an und kann die Grundlage für gichtische oder rheumatische Zustände bilden. Da tritt nun im menschlichen Organismus auflösend die sich bildende Ameisensäure ein. Wird sie in der notwendigen Menge erzeugt, so enfernt der Organismus die zum Leblosen zielenden Produkte in richtiger Art. Ist die Erzeugungskraft zu schwach, so entstehen die gichtischen oder rheumatischen Zustände. Führt man sie dem Organismus von außen zu, so unterstützt man ihn, indem man ihm gibt, was er nicht selbst erzeugen kann.

Man kann solche Wirkungsarten kennen lernen, wenn man die eine Substanz mit der andern in ihrem Fortwirken im menschlichen Organismus vergleicht. Man nehme die Kleesäure. Sie kann unter gewissen Verhältnissen in die Ameisensäure übergehen. Die letztere stellt in ihren Wirkungen eine Metamorphose der Kleesäure dar. Die Kleesäure ist Absonderung des Pflanzlichen wie die Ameisensäure des Tierischen. Die Kleesäure-Erzeugung stellt im pflanzlichen Organismus eine Tätigkeit her, die der von der Ameisensäure-Erzeugung im Tierischen analog ist. Das heißt, die Kleesäure-Erzeugung entspricht dem Gebiet des Ätherischen, die Ameisensäure-Erzeugung dem des Astralischen. Die in gichtischen und rheumatischen Zuständen sich offenbarenden Erkrankungen schreiben sich von einer mangelhaften Tätigkeit des astralischen Leibes her. Es gibt andere Zustände, die sich so darstellen, daß die Ursachen, die bei Gicht und Rheumatismus aus dem astralischen Organismus stammen, in den ätherischen Organismus zurückverlegt sind. Dann entstehen nicht bloß Kräftestockungen nach dem Astralischen hin, welche der Ich-Organisation hemmend in den Weg treten, sondern Hinderniswirkungen im Ätherischen, die von der astralischen Organisation nicht bewältigt werden können. Sie zeigen sich in einer trägen Tätigkeit des Unterleibes, in Hemmungen der Leber- und Milztätigkeit, in steinartigen Ablagerungen der Galle und Ähnlichem. Führt man in diesen Fällen Kleesäure zu, so unterstützt man in entsprechender Art den ätherischen Organismus in seiner Tätigkeit. Man erhält durch Kleesäure eine Verstärkung des ätherischen Leibes, weil die Kraft der Ich-Organisation durch diese Säure in eine Kraft des astralischen Leibes verwandelt wird, der dann verstärkt auf den Ätherleib wirkt.

Von solchen Beobachtungen ausgehend, kann man die Wirkung der dem Organismus heilsamen Stoffe kennen lernen. Die Beobachtung kann vom Pflanzenleben ausgehen. In der Pflanze wird die physische Tätigkeit von der ätherischen durchsetzt. Man lernt an ihr kennen, was durch die ätherische Tätigkeit erreicht werden kann. Im tierisch-astralischen Organismus wird diese Tätigkeit in die astralische übergeführt. Ist sie als ätherische zu schwach, so kann sie durch Hinzufügung der von einem eingeführten Pflanzenprodukt herrührenden verstärkt werden. Dem menschlichen Organismus liegt das Tierische zugrunde. Für dasjenige, was sich zwischen dem menschlichen ätherischen und astralischen Leibe abspielt, gilt *innerhalb gewisser Grenzen* dasselbe wie im Tierischen.

Man wird mit Heilmitteln aus dem Pflanzenreiche das zwischen der ätherischen und der astralischen Tätigkeit gestörte Verhältnis herstellen können. Man wird aber mit solchen Mitteln nicht zustande kommen, wenn irgend etwas in der physischen, ätherischen und astralischen menschlichen Organisation in Bezug auf ihr Wechselverhältnis zu der Ich-Organisation gestört ist. Die Ich-Organisation muß ihre Tätigkeit auf Vorgänge lenken, die nach dem Mineralischwerden hinzielen.

Deshalb ist bei den entsprechenden krankhaften Zuständen auch nur Mineralisches als Heilmittel brauchbar. Um die Heilwirkung eines Mineralischen kennen zu lernen, ist notwendig, eine Substanz daraufhin zu untersuchen, inwiefern sie abgebaut werden kann. Denn im Organismus muß das von außen zugeführte Mineralische abgebaut und aus den organischen Eigenkräften in neuer Form wieder aufgebaut werden. In einem solchen Ab- und Aufbauen muß die Heilwirkung bestehen. Und was sich da ergibt, muß in der Linie liegen, daß eine mangelhafte Eigentätigkeit des Organismus von der Tätigkeit der zugeführten Heilmittel übernommen wird.

Man nehme das Beispiel einer übermäßigen Periode. Bei ihr ist die Kraft der Ich-Organisation abgeschwächt. Sie wird einseitig in der Blutbereitung verbraucht. Es bleibt von ihr für die Absorptionskraft des Blutes im Organismus zu wenig übrig. Der Weg, den Kräfte im Organismus gehen sollen, die nach dem Leblosen hin liegen, ist zu kurz, weil diese Kräfte zu heftig wirken. Sie erschöpfen sich auf dem halben Wege.

Man kommt ihnen zu Hilfe, wenn man dem Organismus Calcium in irgend einer Verbindung zuführt. Dieses bildet an der Blutentstehung mit. Der Ich-Tätigkeit wird dieses Gebiet abgenommen, und sie kann sich der Blutabsorption zuwenden.

XVIII

HEIL-EURYTHMIE

Innerhalb des Gebietes unserer Therapie spielt noch eine besondere Rolle die sogenannte *«Heil-Eurythmie»*. Sie ist herausgebildet aus der Anthroposophie durch Dr. Rudolf Steiner, zunächst als eine *neue Kunst.*

Sie ist in ihrer Wesenheit als eurythmische Kunst von Dr. Steiner oft geschildert worden und hat auch als Kunst schon eine weite Verbreitung gefunden.

Sie stellt sich auf die Bühne hin in dem bewegten Menschen; ist aber keine Tanzkunst. Das zeigt sich schon darinnen, daß am Menschen vorzüglich die Arme und Hände in Bewegung sind. Menschengruppen in Bewegungen erheben das Ganze zu einem in sich künstlerisch wirkenden Bühnenbild.

Alle Bewegungen beruhen auf der inneren Wesenheit der Menschen-Organisation. Aus dieser fließt in den ersten Jahren des menschlichen Lebens die Sprache. So wie sich nun der Laut in der Sprache der Konstitution des Menschen entringt, so können bei einer wirklichen Erkenntnis dieser Konstitution Bewegungen aus dem Menschen und aus den Menschengruppen herausgeholt werden, die eine *wirkliche* sichtbare Sprache oder ein sichtbarer Gesang sind. Dabei ist in den Bewegungen so wenig etwas Willkürliches wie in der Sprache selbst. Wie in einem Worte nicht ein O intoniert werden kann, wo ein *I* hingehört, so kann auch in dem Eurythmischen für ein *I* oder ein *Cis* nur eine eindeutige bewegte Gebärde erscheinen. Es ist damit die Eurythmie eine wirkliche Offenbarung der Menschennatur, die nicht unbewußt wie die Sprache oder der Gesang aus ihr sich entwickelt, die aber durch wirkliche Menschen-Erkenntnis bewußt entwickelt werden kann.

Bei der Darstellung hat man auf der Bühne den bewegten Menschen oder Menschengruppen. Die Dichtung, die nun in die sichtbare Sprache umgesetzt wird, wird gleichzeitig rezitiert. Man hört den Inhalt der Dichtung und schaut ihn zugleich mit dem Auge. Oder es wird ein Musikalisches dargeboten, das in den bewegten Gebärden wieder erscheint als sichtbarer Gesang.

Es ist in der Eurythmie eine bewegte Plastik gegeben, die das Gebiet des Künstlerischen wesentlich erweitert.

Es kann nun, was da in künstlerischer Art gefunden worden ist, nach zwei anderen Seiten hin ausgebildet werden. Eine dieser Seiten ist die pädagogische. In der Waldorfschule in Stuttgart, die von Emil Molt begründet worden ist, und die unter der Leitung von Rudolf Steiner steht, wird pädagogische Eurythmie neben der Gymnastik durch alle Klassen hindurch getrieben. Es kommt dabei in Betracht, daß bei der gewöhnlichen Gymnastik nur die Dynamik und Statik des physischen Körpers entwickelt wird. Bei der Eurythmie strömt sich der ganze Mensch, nach Körper, Seele und Geist in Bewegung aus. Das fühlt der heranwachsende Mensch, und er erlebt diese eurythmischen Übungen mit ganz derselben Natürlichkeit als eine Äußerung der menschlichen Natur, wie er in jüngeren Jahren das Sprechenlernen erlebt.

Die andere Seite ist die therapeutische. Werden die Bewegungs-Gebärden der Kunst- und pädagogischen Eurythmie modifiziert, so daß sie aus der kranken Wesenheit des Menschen *so* fließen, wie die anderen aus der gesunden, so entsteht die Heil-Eurythmie.

Bewegungen, die so ausgeführt werden, wirken auf die erkrankten Organe zurück. Man sieht, wie hier äußerlich Ausgeführtes sich gesundend in die Organe hinein fortsetzt, wenn einer Organerkrankung die bewegte Gebärde genau angepaßt ist. Weil diese Art, durch Bewegung in dem Menschen zu wirken, auf Körper, Seele und Geist geht, wirkt sie in intensiverer Art in das Innere des kranken Menschen hinein, als alle andere Bewegungs-Therapie.

Dafür kann Heil-Eurythmie aber auch nie eine Laiensache werden, und darf nicht als eine solche betrachtet oder behandelt werden.

Der Heil-Eurythmist, der gut geschult in der Erkenntnis der menschlichen Organisation sein muß, kann nur im Zusammenhange mit dem Arzte handeln. Alles Herumdilettieren kann nur zu Übeln führen.

Nur auf Grundlage einer sachgemäßen Diagnose kann die heileurythmische Handlung ausgeführt werden. Es sind auch die praktischen Erfolge der Heileurythmie solche, daß man sie durchaus als ein segensreiches Glied unserer hier dargestellten therapeutischen Denkweise ansprechen kann.

XIX
CHARAKTERISTISCHE KRANKHEITSFÄLLE

In diesem Kapitel möchten wir aus der Praxis des klinisch-therapeutischen Institutes in Arlesheim eine Reihe von Krankheitsfällen beschreiben. Dieselben werden zeigen, wie versucht werden kann, mit Zuhilfenahme der Erkenntnis vom geistigen Menschen ein durchgreifendes Bild des krankhaften Zustandes so zu gewinnen, daß die Diagnose unmittelbar lehrt, welches Arzneimittel angewendet werden muß. Dabei liegt eine Anschauung zugrunde, die Erkrankungs- und Gesundungsprozeß als einen einzigen Kreisprozeß ins Auge faßt. Die Erkrankung beginnt mit einer Irregularität in der Zusammensetzung des menschlichen Organismus mit Bezug auf seine in diesem Buch beschriebenen Teile. Sie ist an einem bestimmten Punkte angekommen, wenn man den Kranken in Behandlung bekommt. Man hat nun dafür zu sorgen, daß alle Vorgänge, die sich seit dem Beginn der Krankheit im menschlichen Organismus abgespielt haben, wieder zurückverlaufen, so daß man zuletzt bei dem Zustande der Gesundheit anlangt, in dem der Organismus vorher war. Ein solcher Prozeß, der in sich selbst zurückläuft, ist nicht zum Vollzug zu bringen, ohne daß im Gesamtorganismus ein Verlust an Wachstumskräften vor sich geht, die gleichwertig sind den Kräften, welche der menschliche Organismus während der Kindheitszeit braucht, um sein Volumen zu vergrößern. Die Heilmittel müssen daher so beschaffen sein, daß sie nicht nur den Krankheitsprozeß zurücklaufen lassen, sondern auch die sich herabstimmende Vitalität wieder unterstützen. Einen Teil der letzteren Wirkung wird man der Krankheitsdiät überlassen müssen.

Doch ist in der Regel bei ernsteren Krankheitsfällen der Organismus nicht gestimmt, in der Verarbeitung der Nahrungsmittel genügend Vitalität zu entwickeln. Es wird daher notwendig sein, auch die eigentliche Therapie so einzurichten, daß der Organismus in dieser Beziehung seine Unterstützung findet. Bei den typischen Mitteln, die von den klinisch-therapeutischen Instituten ausgehen, ist durchaus diese Einrichtung getroffen. Man wird deshalb nur bei genauerem Zusehen bei einem Präparat erkennen, warum es bestimmte Bestandteile enthält. Im Krankheitsverlaufe ist nicht nur der lokalisierte Krankheitsprozeß, sondern die Gesamtveränderung des Organismus zu berücksichtigen und diese in den rückläufigen Prozeß einzubeziehen. Wie das im Einzelnen zu denken ist, werden bestimmte Fälle, die wir nun charakterisieren wollen, zeigen. Nach deren Beschreibung wollen wir mit den allgemeinen Betrachtungen fortfahren.

Erster Fall

Man hat es mit einer 26-jährigen Patientin zu tun. Der ganze Mensch zeigt einen außerordentlich labilen Zustand. Die Patientin läßt deutlich erkennen, daß derjenige Teil ihres Organismus, den wir in unserem Buche Astralleib genannt haben, in einem Zustand der übermäßigen Tätigkeit ist. Man sieht, daß dieser Astralleib von der Ich-Organisation nur mangelhaft beherrscht werden kann. Schickt sich die Patientin an, eine Arbeit zu verrichten, so gerät der Astralleib sofort in Wallungen. Die Ich-Organisation sucht sich geltend zu machen, wird aber fortwährend zurückgestoßen. Das bewirkt, daß in einem solchen Falle erhöhte

Temperatur eintritt. Die geregelte Verdauungstätigkeit ist beim Menschen im eminentesten Sinne von der normalen Ich-Organisation abhängig. Die Ohnmacht dieser Ich-Organisation drückt sich bei der Patientin in hartnäckiger Obstipation aus. Eine Folge dieser gestörten Verdauungstätigkeit sind dann die migräneartigen Zustände und das Erbrechen, an dem sie leidet. Im Schlafe zeigt sich, daß die ohnmächtige Ich-Organisation eine mangelhafte organische Tätigkeit von unten nach oben bewirkt und die Ausatmung schädigt. Die Folge davon ist übermäßige Anhäufung von Kohlensäure im Organismus während des Schlafes, was organisch durch das Herzklopfen beim Aufwachen, psychisch durch Angstgefühl und Aufschreien zutage tritt. Die körperliche Untersuchung kann nichts anderes ergeben als einen Mangel an solchen Kräften, die den regelmäßigen Zusammenhang von Astralleib, Ätherleib und physischem Leib bewirken. Die übermäßige Eigentätigkeit des Astralleibes bewirkt, daß zu wenig Kräfte von diesem in den physischen und Ätherleib überströmen. Die letzteren bleiben daher während der Wachstumsperiode in ihrer Entwicklung zart. Das hat sich auch bei der Untersuchung dadurch gezeigt, daß die Patientin einen grazilen schwächlichen Körper hatte und über häufige Rückenschmerzen klagte. Die letzteren entstehen, weil in der Rückenmarkstätigkeit gerade die Ich-Organisation sich am stärksten geltend machen muß. Patientin spricht auch von vielen Träumen. Das ist eine Folge davon, daß der astralische Leib, wenn er beim Schlafe vom physischen und Ätherleib getrennt ist, seine übermäßige Eigentätigkeit entfaltet. Man hat nun davon auszugehen, daß die Ich-Organisation verstärkt und die Tätigkeit des Astralischen herabgemindert werden muß. Das erste erreicht man, wenn man ein Arzneimittel wählt, das geeignet ist, die in dem Verdauungstrakt schwachwerdende Ich-Organisation zu unterstützen. Man kann im Kupfer ein solches Arzneimittel erkennen. Wendet man es in Form eines Kupfersalbenverbandes, der in die Lendengegend gelegt wird, an, so wirkt das Kupfer verstärkend auf die von der Ich-Organisation mangelhaft ausgehende Wärmeentwicklung. Man wird dies bemerken an der zurückgehenden abnormen Herztätigkeit und an dem Weichen der Angstgefühle. Die übermäßige Eigentätigkeit des Astralleibes läßt sich bekämpfen durch kleinste Dosen von Blei, innerlich genommen. Blei zieht den Astralleib zusammen und weckt in ihm die Kräfte, durch die er sich stärker mit dem physischen Leib und dem Ätherleib verbindet. (Bleivergiftung besteht in einer zu starken Verbindung des astralischen mit dem Äther- und physischen Leib, so daß die letzteren einem zu starken Abbauprozesse unterliegen.) Patientin erholte sich sichtlich bei dieser Kur. Der labile Zustand wich einer gewissen inneren Festigkeit und Sicherheit. Die Gemütsverfassung wurde von einer zerrissenen zu einer innerlich befriedigten. Die Erscheinungen der Verstopfung und der Rückenschmerzen verschwanden, die migräneartigen Zustände und Kopfschmerzen gleichfalls. Patientin wurde ihre Arbeitsfähigkeit wieder zurückgegeben.

Zweiter Fall

48-jähriger männlicher Patient; war ein kräftiges Kind von seelischer Tüchtigkeit. Gibt an, daß er während des Krieges fünf Monate lang auf Nephritis behandelt und geheilt entlassen wurde. Heiratete mit 35 Jahren, hat fünf gesunde Kinder, ein sechstes starb bei der Geburt. Mit 33 Jahren zeigen sich nach geistiger Überanstrengung Depression, Müdigkeit, Apathie. Diese Zustände verstärken sich fortdauernd. Es tritt parallel damit eine geistige Ratlosigkeit auf. Patient steht vor Fragen, die ihm das Negative seines Berufes zeigen – er ist Lehrer –, dem er aber nichts Positives entgegensetzen kann. – Der Krankheitszustand zeigt einen astralischen Leib, der zum Äther- und physischen Leib eine zu geringe Affinität hat und in sich selbst unbeweglich ist. Dadurch machen der physische und Ätherleib ihre eigenen Eigenschaften geltend. Die Empfindung des nicht richtig mit dem Astralleib verbundenen Ätherleibes erzeugt Depressionen; das nicht richtig Verbundensein mit dem physischen Leib Müdigkeit und Apathie. Daß Patient in geistige Ratlosigkeit fällt, rührt davon her, daß der Astralleib ohnmächtig ist, den physischen und Ätherleib zu gebrauchen. Mit alledem hängt zusammen, daß der Schlaf gut ist, weil der Astralleib geringen Zusammenhang mit Äther- und physischem Leib hat. Aus demselben Grunde ist aber das Aufwachen schwer. Der Astralleib will in den physischen nicht hinein. Erst wenn der physische und Ätherleib müde sind am Abend, tritt eine normale Verbindung mit demselben ein. Daher wird Patient erst am Abend recht wach. Der ganze Zustand weist darauf hin, daß man zunächst die Tätigkeit des astralischen Leibes verstärke. Das erreicht man immer, wenn man Arsen innerlich in Form eines Naturwassers gibt. Man wird nach einiger Zeit bemerken, wie der betreffende Mensch mehr Herrschaft über seinen Körper bekommt. Der Zusammenhang zwischen Astralleib und Ätherleib wird stärker, Depression, Apathie und Müdigkeit hören auf. Man muß nun auch dem physischen Körper, der durch die längere zu geringe Verbindung mit dem Astralleibe träge in bezug auf Beweglichkeit geworden ist, durch eine Phosphorkur in schwacher Dosis zu Hilfe kommen. Der Phosphor unterstützt die Ich-Organisation, so daß diese den Widerstand des physischen Körpers überwinden kann. Rosmarinbäder werden den abgelagerten Stoffwechselprodukten einen Abfluß eröffnen. Heileurythmie kann die Harmonie der einzelnen Glieder (Nerven-Sinnessystem, rhythmisches System, motorisches und Stoffwechselsystem) des menschlichen Organismus, die durch die Untätigkeit des Astralleibes gestört worden ist, wieder herstellen. Gibt man dem Patienten noch Fliedertee, so wird der träge Stoffwechsel, der sich nach und nach durch die Untätigkeit des Astralleibes eingestellt hat, wieder normal gemacht. Wir konnten bei diesem Patienten eine vollständige Heilung konstatieren.

Dritter Fall

31-jähriger Patient, Künstler, suchte während einer Konzertreise unsere Klinik auf, ist in einem Zustande starker entzündlicher Funktionsstörung der Harnorgane; katarrhalische Erscheinungen, Fieber, übermüdeter Körper, allgemeine Schwäche, Arbeitsunfähigkeit.

Die Anamnese ergibt, daß der gleiche Zustand wiederholentlich bei dem Patienten vorhanden war. Die Untersuchung der geistigen Beschaffenheit des Patienten ergibt einen überempfindlichen, zermürbten Astralleib. Als eine Folge davon erweist sich die leichte Anfälligkeit des physischen und des Ätherleibes für katarrhalische und entzündliche Zustände. Patient hatte schon als Kind einen schwächlichen, vom Astralleib unversorgten physischen Leib. Daher Masern, Scharlach, Wasserpocken, Keuchhusten, oft Angina; mit 14 Jahren Harnröhrenentzündung, die mit 29 Jahren kombiniert mit einer Blasenentzündung sich wiederholte. Mit 18 Jahren trat eine Lungen- und Brustfellentzündung auf; mit 29 Jahren bei einem Grippeanfall Rippenfellentzündung; mit 30 Jahren Stirnhöhlenkatarrh. Es ist eine fortwährende Neigung zu Bindehautkatarrh der Augen vorhanden. – Die Fieberkurve war während des zweimonatigen Aufenthaltes des Patienten in der Klinik anfangs bis zu 38.9, ging dann herunter, um am 14. Tage wieder zu steigen; wurde später wellig zwischen 37 und 36, stieg zuweilen auch über 37 und ging bis 35 herunter. Diese Fieberkurve ist ein deutliches Bild der wechselnden Stimmungen in der Ich-Organisation. Es entsteht eine solche Kurve, wenn die Wirkungen der halb bewußten Inhalte der Ich-Organisation in den Wärmeprozessen des physischen und Ätherleibes sich ausleben, ohne durch den astralischen Leib auf einen normalen Rhythmus reduziert zu werden. Die Gesamtaktionsfähigkeit des astralischen Leibes ist in diesem Falle auf das rhythmische System konzentriert und lebt sich in demselben durch die künstlerische Begabung aus. Die anderen Systeme kommen dabei zu kurz. Eine wichtige Folge davon ist eine starke Müdigkeit und Schlaflosigkeit während der Sommerzeit. Im Sommer wird der astralische Leib durch die äußere Welt sehr in Anspruch genommen. Seine innere Aktionsfähigkeit tritt zurück. Die Kräfte des physischen und Ätherleibes werden vorherrschend. In der allgemeinen Lebensempfindung tritt das als starke Ermüdung auf. Die beeinträchtigte Aktionsfähigkeit des Astralleibes hindert denselben, sich vom physischen Leibe zu trennen. Daher tritt Schlaflosigkeit ein. Die nur mangelhafte Trennung des Astralleibes vom Ätherleibe lebt sich in aufregenden und unangenehmen Träumen aus, die von einer Empfindsamkeit dieses Leibes gegenüber den Schädigungen des physischen Organismus herrühren. Charakteristisch ist, daß die Träume diese Schädigungen des physischen Leibes in den Bildern menschlicher Verstümmelungen symbolisieren. Das Schreckhafte derselben ist ihre naturgemäße Gefühlsbetonung. Eine Folge des im Stoffwechselsystem mangelhaft funktionierenden Astralleibes ist die Neigung zur Obstipation. Durch die Selbständigkeit des Ätherleibes, der vom astralischen Leib zu wenig beeinflußt wird, kann das mit der Nahrung aufgenommene Eiweiß nicht vom pflanzlichen und tierischen Eiweiß vollständig in menschliches Eiweiß umgewandelt werden. Es wird daher im Urin Eiweiß ausgeschieden, so daß die Eiweißreaktion positiv ist. Funktioniert der astralische Leib mangelhaft, so treten im physischen Leibe Prozesse auf, die Fremdprozesse im menschlichen Organismus sind. Das Ergebnis solcher Prozesse ist die Eiterbildung. Die stellt gewissermaßen einen außermenschlichen Vorgang im Menschen dar. Es ergab sich daher im Urinsediment reiner Eiter. Diese Eiterbildung hat einen seelischen Parallelprozeß. Es verarbeitet der Astralleib ebensowenig seelisch die Lebenserfahrungen, wie physisch die Stoffe. Bilden sich außermenschliche Stoffbildungen als Eiter, so auch seelische Inhalte mit außermenschlichem Charakter als Interesse für abnorme Lebenszusammenhänge, Ahnungen, Wahrzeichen usw. – Es handelte sich für uns nun darum, auf den astralischen Leib ausgleichend, reinigend, kräftigend einzuwirken. Da die Ich-Organisation eine sehr regsame ist, so kann ihre Tätigkeit gewissermaßen als Träger der Heilmittelwirkung benutzt werden. Man kommt der Ich-Organisation, die auf die Außenwelt eingestellt ist, am besten bei, wenn man von außen nach innen gerichtete Wirkungen anstrebt. Das erreicht man durch Umschläge. Wir gaben in den Umschlag zuerst Melilotus. Dieser wirkt auf den Astralleib so, daß derselbe in der Verteilung seiner Kräfte eine Ausgleichung erfährt und der einseitigen Hinlenkung auf das rhythmische System entgegengewirkt wird. Natürlich darf man die Umschläge nicht auf jenen Teil des Organismus legen, in dem das rhythmische System besonders konzentriert ist. Wir legten sie um die Organe, in denen der Stoffwechsel und das motorische System konzentriert sind. Kopfumschläge vermieden wir aus dem Grunde, weil der Stimmungswechsel der Ich-Organisation, der vom Kopfe ausgeht, die Wirkung paralysieren mußte. Es handelte sich deshalb nun darum, den astralischen Leib und die Ich-Organisation, die für die Wirkung der Melilotus zusammengespannt werden mußten, zu fördern. Das suchten wir zu erreichen durch einen oxalsauren Zusatz, der der Klettenwurzel entnommen war. Oxalsäure wirkt so, daß die Tätigkeit der Ich-Organisation in eine solche des Astralleibes umgewandelt wird. Zu allem dem gaben wir innere Mittel in sehr schwacher Dosierung, welche die Aufgabe hatten, die Absonderungen in eine regelmäßige Eingliederung in die Astralleib-Wirkungen zu bringen. Die Absonderungen, die von der Kopforganisation aus dirigiert werden, suchten wir zu normalisieren durch schwefelsaures Kalium. Diejenigen Vorgänge, die vom Stoffwechselsystem im engeren Sinne abhängen, suchten wir durch kohlensaures Kalium zu beeinflussen. Die Harnabsonderung regelten wir durch Teucrium. Wir gaben deshalb ein Präparat, das zu gleichen

Teilen bestand aus schwefelsaurem Kalium, kohlensaurem Kalium und Teucrium. Die ganze Behandlung mußte mit einem sehr labilen Gleichgewicht des physischen, seelischen und geistigen Gesamtorganismus rechnen. Es mußte daher durch dauerndes Bettliegen für physisches, durch seelische Ruhe für geistiges Gleichgewicht gesorgt werden, das ein Ineinanderwirken der verschiedenen Heilmittel erst möglich machte. Bewegung und Aufregung machen einen so komplizierten Heilungsprozeß fast unmöglich. – Patient war nach Beendigung der Kur körperlich kräftig und gestärkt und seelisch in guter Verfassung. Daß bei einem so labilen Gesundheitszustand bei irgend einer äußeren Attacke die eine oder andere Störung wieder eintreten kann, ist selbstverständlich. Es gehört zur Gesamtheilung, daß in einem solchen Falle solche Attacken vermieden werden.

Vierter Fall

Ein Kind, das uns zweimal in die Klinik gebracht wurde, erst mit 4 Jahren, dann mit 5½ Jahren. Dazu dessen Mutter und die Schwester der Mutter. Die Diagnose führte von der Erkrankung des Kindes sowohl zu derjenigen der Mutter wie zu der der Schwester hinüber. Für das Kind konnten wir das Folgende feststellen: Es ist ein Zwillingskind, sechs Wochen zu früh geboren. Das andere Kind war im letzten Embryonalstadium abgestorben. Mit sechs Wochen erkrankte das Kind, schrie außerordentlich viel und wurde in ein Hospital verbracht. Dort stellte man die Diagnose Pylorospasmus. Das Kind wurde teilweise von einer Amme, teilweise künstlich ernährt. Mit acht Monaten wird es vom Hospital entlassen. Zu Hause angekommen, hatte es am ersten Tage einen Krampfanfall, der sich in den ersten zwei Monaten täglich wiederholte. Das Kind wurde dabei steif und verdrehte die Augen. Vor dem Anfall trat Ängstlichkeit und Weinen ein. Auch schielte das Kind mit dem rechten Auge und hatte Erbrechen, bevor der Anfall kam. Mit $2^1/_2$ Jahren trat wieder ein Anfall ein, der fünf Stunden dauerte. Das Kind wurde wieder steif und lag wie tot da. Mit vier Jahren trat ein Anfall ein, der $^1/_2$ Stunde dauerte. Für diesen wurde uns zum erstenmal die Begleitung mit Fiebererscheinungen gemeldet. Nach den Konvulsionen, die nach dem Zurückbringen aus dem Hospital eintraten, merkten die Eltern eine Lähmung des rechten Armes und des rechten Beines. Mit $2^1/_2$ Jahren kommt das Kind zum ersten Gehversuch, der so ausfällt, daß nur das linke Bein schreiten kann und das rechte nachgezogen wird. Auch der rechte Arm bleibt willenlos. Der gleiche Zustand war noch vorhanden, als uns das Kind gebracht wurde. Es handelte sich darum, festzustellen, wie es mit den Organisationsgliedern des Kindes stand. Dies wurde unabhängig von dem Symptomenkomplex versucht. Es stellte sich eine starke Atrophie des Ätherleibes heraus, der in gewissen Teilen nur einen sehr geringen Einfluß des astralischen Leibes aufnahm. Die Gegend der rechten Brusthälfte war im Ätherleibe wie gelähmt. Dagegen zeigte sich etwas wie eine Hypertrophie des Astralleibes in der Magengegend. Nun handelte es sich darum, den Symptomenkomplex mit diesen Befunden in Einklang zu bringen. Es ist zweifellos durch den astralischen Leib eine starke Inanspruchnahme des Magens bei der Verdauung vorhanden, die sich aber wegen der Lähmung des Ätherleibes beim Übergange vom Darm in die Lymphgefäße staut. Dadurch ist das Blut unterernährt. Wir müssen die Brechreizerscheinungen daher als besonders wichtige Symptome nehmen. Krämpfe treten immer ein, wenn der ätherische Leib atrophisch wird und der astralische Leib einen unmittelbaren Einfluß auf den physischen Leib erlangt ohne Vermittlung des Ätherleibes. Das war bei dem Kinde im höchsten Maße vorhanden. Wenn dieser Zustand während der Wachstumsperiode, wie es hier der Fall war, dauernd wird, so fallen diejenigen Vorgänge aus, welche das motorische System zur normalen Aufnahme des Willens geeignet machen. Das zeigte sich bei dem Kinde in der Unbrauchbarkeit der rechten Seite. – Wir mußten nun den Zustand des Kindes mit dem der Mutter in Verbindung bringen. Diese ist 37 Jahre alt, als sie zu uns kommt. Sie gibt an, mit 13 Jahren schon so groß gewesen zu sein wie gegenwärtig. Sie hatte früh schlechte Zähne, litt als Kind an Gelenkrheumatismus, behauptet rachitisch gewesen zu sein. Die Menses traten verhältnismäßig früh ein. Die Patientin erklärt, mit 16 Jahren eine Nierenkrankheit gehabt zu haben, und spricht auch von krampfartigen Zuständen, die sie gehabt hat. Mit 25 Jahren Obstipation wegen Krampf des Sphinkter ani, der gedehnt werden mußte. Hat auch jetzt bei der Entleerung Krampf. – Der ohne Schlußfolgerung aus dem Symptomenkomplex in unmittelbarer Anschauung festgestellte Befund ergibt eine außerordentliche Ähnlichkeit mit dem des Kindes. Nur erweist sich alles in viel milderer Form. Man muß berücksichtigen, daß der Ätherleib des Menschen zwischen dem Zahnwechsel und der Geschlechtsreife seine besondere Entwickelung erfährt. Dies kommt bei der Patientin dadurch zum Ausdruck, daß die verfügbaren Kräfte des Ätherleibes, die wenig stark sind, ein Wachstum nur bis zur Geschlechtsreife möglich machen.

Mit dieser beginnt die besondere Entwickelung des Astralleibes, der mit seiner Hypertrophie nun den Ätherleib überwuchert und zu stark in die physische Organisation eingreift. Das tritt in dem stehenbleibenden Wachstum mit dem 13. Jahre zutage. Dabei ist die Patientin keineswegs zwerghaft, sondern sehr groß, was davon herrührt, daß die zwar geringen, aber vom Astralleibe ungehemmten Wachstumskräfte des Ätherleibes eine starke Volumenausdehnung des physischen Körpers bewirkten. Diese Kräfte konnten dann noch nicht regulär in die Funktionen des physischen Leibes eingreifen. Das zeigte sich in dem Auftreten des Gelenkrheumatismus und später in den Krampfzuständen. Durch die Schwäche des Ätherleibes tritt eine besonders starke Wirkung des Astralleibes auf den physischen Leib ein. Diese Wirkung ist eine abbauende. Sie wird in der normalen Lebensentwicklung durch die Aufbaukräfte im Schlafe, wenn der Astralleib von dem physischen und Ätherleib getrennt ist, ausgeglichen. Ist der Ätherleib zu schwach, wie im Falle unserer Patientin, so tritt ein Überschuß des Abbaues ein, was sich bei ihr darin zeigte, daß die Zähne schon im 12. Jahre die erste Plombe notwendig machten. Wird der Ätherleib noch besonders in Anspruch genommen, wie in der Schwangerschaft, so tritt jedesmal eine Verschlechterung der Zähne ein. Die Schwäche des Ätherleibes in Bezug auf seine Verbindung mit dem Astralleibe zeigt sich noch besonders in der Häufigkeit der Träume und im gesunden Schlaf, der bei der Patientin vorhanden ist, trotz aller Unregelmäßigkeit. Die Schwäche des Ätherleibes zeigt sich auch darinnen, daß im physischen Körper durch den Ätherleib nicht bewältigte Fremdprozesse sich abspielen, die im Urin als

Eiweiß, vereinzelte hyaline Zylinder und Salze sich zeigen. – Merkwürdig ist die Verwandtschaft dieser Krankheitsprozesse mit denen der Schwester der Mutter. Der Befund in Bezug auf die Zusammensetzung der Teile der menschlichen Wesenheit ist fast ganz derselbe. Schwach wirkender Ätherleib, daher Überwiegen des Astralleibes. Nur ist der Astralleib selbst schwächer als bei der Schwester. Es kommt daher ebenso wie bei dieser zum frühen Eintritt der Menses, aber es treten bei ihr statt der Entzündungen bloße Schmerzen auf, die von einer Irritierung der Organe, z. B. der Gelenke herrühren. In den Gelenken muß der Ätherleib besonders tätig sein, wenn die Vitalität normal vor sich gehen soll. Ist die Tätigkeit des Ätherleibes schwach, so wird die Tätigkeit des physischen Leibes überwiegend, was sich hier in Schwellungen und in chronischer Arthritis zeigt. Auf die Schwäche des Astralleibes, der zu wenig auf das subjektive Empfinden wirkt, weist die Vorliebe zu süßen Speisen hin, welche das Empfinden des Astralleibes erhöhen. Ist der schwache Astralleib durch das Tagesleben noch dazu abgenutzt, so treten, wenn das Schwachsein erhalten bleibt, die Schmerzen bedeutender auf. Patientin klagt über die Zunahme der Schmerzen abends. – Der Zusammenhang der Krankheitszustände der drei Patienten weist in der Aszendenz auf die den beiden Schwestern vorangegangene Generation hin, insbesondere auf die Großmutter des Kindes. Bei dieser muß die Ursache gesucht werden. Das gestörte Gleichgewicht zwischen Astral- und Ätherleib bei allen drei Patienten kann nur in einem ebensolchen bei der Großmutter des Kindes begründet sein. Diese Unregelmäßigkeit muß in der mangelhaften Ausbildung der embryonalen Ernährungsorgane, insbesondere der Allantois durch Astral- und Ätherleib der Großmutter bedingt sein. Diese mangelhafte Ausbildung der Allantois muß bei allen drei Patienten gesucht werden. Bei uns wurde sie zunächst auf rein geisteswissenschaftliche Art festgestellt. Die physische Allantois metamorphosiert sich, ins Geistige hinübergehend, in der Tüchtigkeit der Kräfte des Astralleibes. Eine degenerierte Allantois erzeugt eine verminderte Tüchtigkeit des Astralleibes, die sich insbesondere in allen motorischen Organen äußert. Alles dieses ist bei den drei Patienten der Fall. Man kann wirklich aus der Beschaffenheit des Astralleibes diejenige der Allantois erkennen. Man wird daraus ersehen, daß unser Hinweis auf die Aszendenz nicht einer gewagten Phantasie-Schlußfolgerung, sondern einer wirklichen geisteswissenschaftlichen Beobachtung entstammt.

Wen diese Wahrheit irritiert, dem möchten wir sagen, daß unsere Ausführungen durchaus nicht dem Triebe zum Paradoxen, sondern dem Verlangen, die nun einmal vorhandene Erkenntnis niemandem vorzuenthalten, entsprungen sind. Die mystischen Begriffe der Vererbung werden ja stets dunkel bleiben, wenn man sich scheut, die Metamorphose vom Physischen zum Geistigen und umgekehrt in der Folge der Generationen anzuerkennen.

Therapeutisch kann eine solche Einsicht ja nur dazu führen, eine Ansicht zu bekommen, an welchem Punkte man mit dem Heilungsprozeß anzusetzen hat. Würde man nicht in einer solchen Art an das Hereditäre verwiesen worden sein, sondern einfach die Unregelmäßigkeit im Zusammenhange zwischen Ätherleib und Astralleib bemerkt haben, so hätte man Heilmittel angewendet, welche auf diese beiden Teile des Menschen wirken. Diese würden aber in unserem Falle unwirksam geblieben sein, weil die Schädigung, die durch Generationen hindurch geht, zu tief liegt, um in diesen Gliedern der menschlichen Organisation selbst ausgeglichen zu werden. Man muß in einem solchen Falle auf die Ich-Organisation wirken und in dieser alles zur Auswirkung bringen, was auf die Harmonisierung und Stärkung von Äther- und Astralleib Bezug hat. Man kann das erreichen, wenn man in gewissermaßen verstärkten Sinnesreizen (Sinnesreize wirken auf die Ich-Organisation) der Ich-Organisation beikommt. – Bei dem Kinde wurde dies auf folgende Art versucht: es wurde eine Bandage der rechten Hand mit einer 5-prozentigen Pyritsalbe und gleichzeitig Einreiben der linken Kopfhälfte mit Kaiserschwammsalbe angewendet. Der Pyrit, eine Verbindung von Eisen und Schwefel, wirkt äußerlich angewendet so, daß er die Ich-Organisation anregt, den Astralleib lebhafter zu machen und seine Affinität zum Ätherleib zu vergrößern. Die Kaiserschwammsubstanz mit ihrem besondern Inhalte an organisiertem Stickstoff wirkt so, daß eine Wirkung vom Kopfe ausgeht, die durch die Ich-Organisation den Ätherleib lebhafter macht und dessen Affinität zum Astralleibe erhöht. Der Heilungsprozeß wurde unterstützt durch Heileurythmie, die die Ich-Organisation als solche in rege Tätigkeit versetzt. Dadurch wird, was äußerlich angewendet wird, in die Tiefen der Organisation geleitet. Der damit eingeleitete Heilungsprozeß wurde dann noch verstärkt durch Mittel, welche Astral- und Ätherleib besonders empfindlich machen sollten für die Wirkung der Ich-Organisation. In rhythmischer Tagesfolge wurden dazu angewendet Bäder mit einer Auskochung von Solidago, Rückenabreibungen mit Auskochung von Stellaria media und innerlich Tee von Weidenrinde (besonders auf die Empfänglichkeit des Astralleibes wirkend) und Stannum 0,001 (besonders den Ätherleib empfänglich machend). Wir gaben auch noch Mohnsaft in schwacher Dosierung, um die geschädigte Eigenorganisation gegenüber den Heilwirkungen zurücktreten zu lassen.

Bei der Mutter wurde mehr die letzte Therapie angewendet, weil, als in einer Generation höherstehend, die Vererbungskräfte ja weniger gewirkt haben. Das Gleiche gilt für die Schwester der Mutter. – Wir konnten noch, als das Kind in der Klinik war, konstatieren, daß es sich leichter dirigieren ließ und zu einer besseren seelischen Verfassung kam. Es wurde z. B. gehorsamer; und die Bewegungen, die es sonst sehr ungeschickt machte, bewirkte es geschickter. Nachträglich wurde uns von der Tante berichtet, daß mit dem Kinde eine große Veränderung vorgegangen wäre. Es ist ruhiger geworden, das Übermaß unwillkürlicher Bewegungen hat abgenommen; es ist so geschickt geworden, daß es allein spielen kann; und in seelischer Beziehung ist der frühere Eigensinn verschwunden.

Fünfter Fall

Eine 26-jährige Patientin kam in unsere Klinik mit den schweren Folgen einer Grippe, die 1918 mit Lungenkatarrh verbunden durchgemacht worden ist, und die einer 1917 abgelaufenen Brustfellentzündung gefolgt war. Seit der Grippe konnte sich die Patientin nicht mehr so recht erholen. 1920 war sie sehr abgemagert schwach und hatte leichtes Fieber und Nachtschweiße. Bald nach der Grippe setzten Kreuzschmerzen ein, die sich bis ins Spätjahr 1920 fortwährend steigerten; und dann zeigte sich unter heftigen Schmerzen eine Verkrümmung im Kreuz. Auch trat eine Schwellung des rechten Zeigefingers ein. Eine Liegekur brachte angeblich Besserung der Rückenschmerzen. – Als Patientin bei uns ankam, hatte sie einen Senkungsabszeß am rechten Oberschenkel, aufgetriebenen Leib mit etwas Ascites und über den Lungenspitzen katarrhalische Geräusche, sowohl rechts als links. Verdauung und Appetit ist gut. Urin ist konzentriert, zeigt Spuren von Eiweiß. Die geisteswissenschaftliche Untersuchung ergab: Überempfindlichkeit des Astralleibes und der Ich-Organisation; eine solche Abnormität drückt sich zunächst im Ätherleibe dadurch aus, daß derselbe nicht die eigentlichen Ätherfunktionen, sondern einen ätherischen Abdruck der Astralfunktionen entwickelt. Die Astralfunktionen sind abbauende. Es mußten sich daher die Vitalität und der normale Prozeß in den physischen Organen verkümmert zeigen. Das ist immer verbunden mit gewissermaßen außermenschlichen Prozessen, die sich im menschlichen Organismus abspielen. Der Senkungsabszeß, die Rückenschmerzen, die Aufgetriebenheit des Leibes, die katarrhalischen Erscheinungen der Lungen und auch die mangelhafte Eiweißverarbeitung rühren davon her. – Es handelt sich bei der Therapie darum, die Empfindlichkeit des Astralleibes und der Ich-Organisation herabzusetzen. Man erreicht das dadurch, daß man Kieselsäure verabreicht, welche immer die Eigenkraft gegenüber der Empfindlichkeit verstärkt. Wir taten es in diesem Falle, indem wir pulverisierte Kieselsäure in die Speisen taten und als Klistiere gaben. Ebenso leiteten wir die Empfindlichkeit ab, indem wir auf den unteren Rücken Senfpflaster legten. Dessen Wirkung beruht darauf, daß es von sich aus die Empfindlichkeit bewirkt und sie dadurch dem Astralleib und der Ich-Organisation abnimmt. Durch einen Prozeß, der die Überempfindlichkeit des Astralleibes im Verdauungstrakt dämpft, erreichten wir ein Ableiten dieser astralischen Tätigkeit auf den Ätherleib, wo sie normalerweise sein soll. Wir bewirkten das durch geringe Dosen von Kupfer und Carbo animalis. Der Möglichkeit, daß sich der Ätherleib der ihm ungewohnten normalen Verdauungstätigkeit entzieht, begegneten wir, indem wir Pankreassaft gaben.

Der Senkungsabszeß wurde einigemale punktiert. Es entleerten sich durch Aspiration große Eitermengen. Der Abszeß ging zurück und die Bauchschwellung nahm ab, indem die Eiterbildung stetig nachließ und zuletzt verschwand. Während der Eiter noch floß, wurden wir eines Tages überrascht durch einen erneuten Fieberanstieg. Derselbe erschien uns nicht unerklärlich, da bei der oben geschilderten Konstitution des Astralleibes geringe psychische Aufregungen solches Fieber bewirken können. Man muß aber unterscheiden zwischen der Erklärlichkeit des Fiebers in solchen Fällen und seiner stark schädigenden Wirkung. Denn es ist unter den angegebenen Voraussetzungen solches Fieber geradezu der Vermittler für ein tiefgehendes Eingreifen der Abbauprozesse in den Organismus. Und man muß sogleich für eine Stärkung des Ätherleibes sorgen, damit diese die schädigende Wirkung des Astralleibes paralysiert. Wir wandten hochpotenzierte Silberinjektionen an und erreichten Rückgang des Fiebers. – Patientin hat die Klinik mit 20 Pfund Gewichtszunahme und in gestärktem Zustande verlassen. Wir geben uns keiner Täuschung darüber hin, daß in diesem Falle noch eine Nachkur die Heilung befestigen muß.

Zwischenbemerkung

Durch die bisher behandelten Fälle wollten wir die Prinzipien charakterisieren, nach denen wir aus der Diagnose die Heilmittel suchen. Um die Sache anschaulich zu machen, nahmen wir Fälle, in denen sehr individuell vorgegangen werden mußte. Doch sind von uns auch typische Heilmittel hergestellt worden, die für typische Krankheiten angewendet werden können. Wir wollen nun einige Fälle behandeln, in denen wir solche typischen Mittel anwendeten.

Sechster Fall. Heufieberbehandlung

Wir hatten einen Patienten mit schweren Heufiebererscheinungen. Derselbe litt schon seit Kindheit darunter. Er kam in unsere Behandlung im 40. Lebensjahr. Für diesen Krankheitszustand haben wir unser «Gencydo»-Präparat. Dasselbe wurde bei dem Patienten in der Zeit angewendet, in der – es war im Mai – die Krankheit am heftigsten auftrat. Wir behandelten den Patienten mit Injektionen und lokal durch Pinselung mit der «Gencydo»-Flüssigkeit in der Nase. Nachdem eine deutliche Besserung zu einer Zeit eingetreten war, in der der Patient in früheren Jahren von den Heufiebererscheinungen noch schwer geplagt wurde, machte derselbe eine Reise und konnte uns von derselben berichten, daß er sich unvergleichlich wohler als in früheren Jahren befand. Im nächsten Jahre war er zur Heufieberzeit wieder auf einer Reise von Amerika nach Europa und hatte nur einen viel leichteren Anfall als früher. Die Wiederholung der Behandlung ergab für dieses Jahr einen durchaus erträglichen Zustand. Um die Heilung gründlich zu machen, wurde die Behandlung auch im nächsten Jahre vorgenommen, trotzdem ein eigentlicher Anfall nicht vorhanden war. Für ein weiteres Jahr schilderte Patient wörtlich seinen Zustand folgendermaßen: «Im Frühling 1923 begann ich die Behandlung wieder, weil ich neue Attacken erwartete. Ich fand, daß meine Nasenschleimhaut weit weniger empfindlich als früher war. Ich mußte mich arbeitend aufhalten inmitten von Grasblüten und Pollen-erzeugenden Bäumen. Auch ritt ich den ganzen Sommer hindurch über heiße und staubige Straßen. Aber mit Ausnahme eines einzigen Tages traten keinerlei Symptome von Heufieber den ganzen Sommer auf; ja, ich habe allen Grund, zu glauben, daß der einzige Tag mir nur eine Erkältung brachte und keinen Heuschnupfenanfall. Seit 35 Jahren war dies das erste Jahr, daß ich ungehindert mich aufhalten und arbeiten konnte in einer Umgebung, in der ich in früheren Jahren eine wahre Hölle erlebte.»

Siebenter Fall. Sklerosebehandlung

Eine 61-jährige Patientin erscheint in unserer Klinik mit Sklerose und Albuminurie. Der augenblickliche Zustand ist ausgelöst durch eine Influenza mit leichtem Fieber und Magen- und Darmstörungen. Seit dem Influenzaanfall fühlt sich Patientin nicht mehr wohl. Sie klagt über Schwere des Atmens beim Aufwachen, Schwindelanfälle, ein Gefühl von Klopfen in Kopf, Ohren und Händen, das sich besonders beim Aufwachen lästig bemerkbar macht, aber auch beim Gehen und Steigen sich einstellt. Der Schlaf ist gut. Es ist Neigung zur Obstipation vorhanden. Im Urin Eiweiß.

Blutdruck 185 mm Quecksilber. Wir gingen zunächst von der Sklerose aus, die an der Übertätigkeit des Astralleibes bemerkbar ist. Der physische Leib und der Ätherleib sind nicht imstande, die volle Tätigkeit des Astralleibes aufzunehmen. Es bleibt in einem solchen Falle eine Übertätigkeit des Astralleibes übrig, die vom physischen und Ätherleibe nicht resorbiert wird. Eine normale feste Haltung der menschlichen Organisation ist nur möglich, wenn diese Resorption eine vollständige ist. Sonst macht sich der nicht resorbierte Teil, wie es hier der Fall ist, durch Schwindel und namentlich durch subjektive Sinnesillusionen, wie Klopfen usw. geltend. Auch ergreift dieser nicht resorbierte Teil die aufgenommenen Substanzen und drängt ihnen Prozesse auf, bevor sie in den normalen Stoffwechsel eingedrungen sind. Das kommt zum Vorschein in der Neigung zur Obstipation und im Eiweißabgang; ebenso in den Magen- und Darmstörungen. Der Blutdruck wird in einem solchen Falle erhöht, weil die Übertätigkeit des Astralleibes auch die Ichtätigkeit erhöht und diese sich im erhöhten Blutdruck offenbart. – Wir behandelten den Fall in der Hauptsache mit unserem «Scleron»; wir fügten nur zur Unterstützung Belladonna in sehr geringer Dosis hinzu, um den Schwindelanfällen auch augenblicklich zu begegnen. Wir gebrauchten Holundertee, um der Verdauung förderlich zu sein, regulierten den Stuhl durch Klistiere und Abführtee und verordneten eine salzlose Diät, weil Salze der Sklerose unterstützend beispringen. Wir erreichten eine verhältnismäßig rasche Besserung. Die Schwindelanfälle gingen zurück, sowie auch das Klopfen. Der Blutdruck ging auf 112 zurück. Das subjektive Befinden besserte sich zusehends. Die Sklerose machte in dem darauffolgenden Jahre keine Fortschritte. Nach einem Jahre kam Patientin wieder mit einem geringeren Grade der Symptome. Durch eine ähnliche Behandlung trat eine weitere Besserung ein; und an der Patientin ist deutlich bemerkbar, nachdem längere Zeit seit der Behandlung verflossen ist, daß die Sklerose keine weitere Degeneration des Organismus hervorruft. Die für die Sklerose charakteristischen äußern Symptome sind in Rückbildung begriffen und das schnelle Altern, von dem Patientin vorher ergriffen war, ist nicht mehr vorhanden.

Achter Fall. Eine Struma-Behandlung

Die Patientin kam im 34. Lebensjahre zu uns. Sie stellt den Typus eines Menschen dar, der in seiner seelischen Gesamtverfassung stark von einer gewissen Schwere und inneren Brüchigkeit des physischen Leibes beeinflußt wird. Es scheint, daß jedes Wort, das sie spricht, eine Anstrengung kostet. Außerordentlich charakteristisch ist die Konkavität der Gesamtform des Gesichtes; die Nasenwurzel ist wie etwas, was im Organismus zurückgehalten wird. Die Patientin gibt an, daß sie seit der Schulzeit schon zart und kränklich war. Von eigentlichen Krankheiten hat sie nur leichte Masern durchgemacht. Sie hat immer blasses Aussehen, viel Müdigkeit und schlechten Appetit gehabt. Sie wurde von Arzt zu Arzt geschickt, wobei nacheinander folgende Diagnosen festgestellt wurden: Lungenspitzenkatarrh, Magenkatarrh, Blutarmut. In ihrem eigenen Bewußtsein hatte die Patientin, daß sie weniger körperlich krank sei, dafür aber mehr seelisch.

Wir wollen nun nach diesem Teil der Anamnese den

geisteswissenschaftlichen Befund anführen, um nachher an demselben alles Weitere zu prüfen.

Bei der Patientin zeigt sich eine hochgradige Atonie des Astralleibes. Dadurch ist die Ich-Organisation vom physischen und Ätherleib zurückgestaut. Das ganze Bewußtseinsleben ist wie von einer leisen dumpfen Schläfrigkeit durchzogen. Der physische Leib ist den Prozessen ausgesetzt, die von den eingeführten Stoffen herrühren. Dadurch werden diese Stoffe in Teile der menschlichen Organisation umgewandelt. Der Ätherleib wird vom Ich und astralischen Leib in seiner kohärenten Vitalität zu stark herabgedämpft, wodurch die inneren Empfindungen, nämlich das allgemeine Lebensgefühl und das Gefühl der Körperstatik viel zu lebhaft, die Regsamkeit der äußeren Sinne viel zu dumpf werden. Es müssen daher alle körperlichen Funktionen einen Weg nehmen, wodurch sie in Disharmonie zueinander stehen. Es ist nicht anders möglich, als daß bei der Patientin das Gefühl auftritt, sie könne die Funktionen ihres Körpers vom Ich aus nicht zusammenhalten. Das erscheint ihr wie eine seelische Ohnmacht. Deshalb sagt sie, sie sei mehr seelisch als körperlich krank. Steigert sich die Ohnmacht des Ich und astralischen Leibes, so müssen in den verschiedenen Körperteilen Krankheitszustände auftreten, worauf auch die verschiedenen Diagnosen hinweisen. Die Ohnmacht des Ich drückt sich in Unregelmäßigkeiten solcher Drüsen aus, wie Schilddrüse, Nebennieren; ferner in Unregelmäßigkeiten des Magen- und Darmsystems. All dies ist bei der Patientin zu erwarten und tatsächlich zu konstatieren. Ihre Struma und die Verfassung des Magen- und Darmsystems entsprechen ganz dem geisteswissenschaftlichen Befund. Sehr charakteristisch ist das Folgende. Durch die Ohnmacht des Ich und des astralischen Leibes wird ein Teil des Schlafbedürfnisses schon während des Wachens absolviert und es ist daher der Schlaf viel weniger tief als beim normalen Menschen. Das erscheint der Patientin als hartnäckige Schlaflosigkeit. Damit hängt es zusammen, daß sie das Gefühl hat, leicht einzuschlafen und leicht aufzuwachen. Ebenso hängt es zusammen, daß sie viele Träume zu haben glaubt, die aber nicht eigentliche Träume sind, sondern Mischungen von Träumen und Wacheindrücken. Sie bleiben deshalb nicht in der Erinnerung und sind nicht stark erregend, weil die Reizstärke herabgestimmt ist. Die Ohnmacht des Ich äußert sich in den innern Organen zuerst in den Lungen. Lungenspitzenkatarrhe sind eigentlich immer der Ausdruck der schwachen Ich-Organisation. Der durch das Ich nicht vollzogene Stoffwechsel offenbart sich in Rheumatismus. Subjektiv kommt das Ganze zum Ausdruck in der allgemeinen Müdigkeit. Die Menses traten mit 14 Jahren ein; die schwache Ich-Organisation liefert keine genügende Kraftentfaltung, um den in Fluß gekommenen Menstrualprozeß wieder zurückzuschrauben. Die Arbeit des Ich bei diesem Zurückschrauben kommt als Empfindung durch jene Nerven zum Bewußtsein, die in der Kreuzbeingegend in das Rückenmark münden. Nerven, durch die nicht genügend die Ströme der Ich-Organisation und des Astralleibes gehen, schmerzen. Patientin klagt über Kreuzschmerzen bei der Periode. Das alles führt auf folgende Art zur Therapie. Wir haben gefunden, daß Colchicum autumnale einen starken Reiz auf den Astralleib ausübt und zwar auf denjenigen Teil, welcher der Hals- und Kopforganisation entspricht. Colchicum autumnale wird daher von uns bei allen denjenigen Krankheiten gegeben, die in der Struma ihr wichtigstes Symptom haben. Wir gaben daher Patientin dreimal täglich 5 Tropfen unseres Colchicumpräparates, wodurch die Strumageschwulst zurückgegangen ist und die Patientin sich erleichtert fühlte. Hat man auf diese Weise den Astralleib gestärkt, so vermittelt er auch eine bessere Funktion des Ich-Organismus, wodurch die Mittel, die auf Verdauungs- und Fortpflanzungsorgane wirken können, im Organismus ihre Kraft erhalten. Wir haben als solches Mittel angewendet Wermutklistiere, die wir mit Öl versetzten, weil Öl im Verdauungstrakt exzitierend wirkt. Wir haben mit diesem Mittel eine bedeutende Besserung erzielt. Wir glauben, daß diese Therapie ihre besonders günstigen Einwirkungen um das 35. Lebensjahr des Menschen entfalten kann, weil zu dieser Zeit die Ich-Organisation eine starke Affinität zu dem übrigen Organismus hat und auch dann, wenn sie schwach ist, leicht angeregt werden kann. Patientin war, als sie zu uns kam, 34 Jahre alt.

Neunter Fall
Migräne-artige Zustände im Klimakterium

Die Patientin kam mit 55 Jahren zu uns. Sie gibt an, ein zartes und schwächliches Kind gewesen zu sein; in der Kindheit Masern, Scharlach, Windpocken, Keuchhusten und Mumps gehabt zu haben. Die Menses traten mit 14–15 Jahren auf. Die Blutungen waren von Anfang an sehr stark und schmerzhaft. Im 40. Lebensjahre wurde eine Totalexstirpation wegen einer Geschwulst im Unterleibe vollzogen. Die Patientin gibt ferner an, daß sie alle drei bis vier Wochen seit dem 35. Jahre einen dreitägigen migräneartigen Kopfschmerz gehabt, der sich im 46. Jahre zu einer drei

Tage dauernden, mit Bewußtlosigkeit verbundenen Kopfkrankheit verstärkte. – Der gegenwärtige geisteswissenschaftliche Befund ist: allgemeine Schwäche der Ich-Organisation, die sich darin äußert, daß die Tätigkeit des Ätherleibes nicht genügend von der Ich-Organisation abgelähmt wird. Dadurch entsteht eine Ausbreitung der vegetativen organischen Tätigkeiten über das Kopf- und Nerven-Sinnes-System, die in einer solchen Stärke bei normaler Ich-Organisation nicht vorhanden ist. Mit diesem Befund stimmen gewisse Symptome zusammen. Ein erstes ist ein häufiger Urindrang. Derselbe rührt davon her, daß dem normal entwickelten Astralleib, welcher die Nierenabsonderung regelt, keine sie normal zurückhaltende, genügend starke Ich-Organisation gegenübersteht. Ein zweites Symptom ist das späte Einschlafen und das müde Aufwachen. Der Astralleib geht schwer aus dem physischen und Ätherleib heraus, weil das Ich ihn nicht genügend stark herauszieht. Ist das Aufwachen erfolgt, so wird die vitale Tätigkeit, die aus dem Schlafe nachwirkt, wegen des schwachen Ichs als Ermüdung empfunden. Ein drittes Symptom sind die wenigen Träume. Die Ich-Organisation prägt dem Astralleibe nur schwache Bilder ein, die sich nicht in lebhaften Träumen äußern können.

Diese Erkenntnisse führen uns zur folgenden Therapie: wir mußten der Ich-Organisation den Weg zum physischen und Ätherleibe bahnen. Wir taten es durch 2% Kleesalzkompressen auf die Stirn des Abends und Umschläge mit 7% Urtica dioica-Lösung des Morgens am Unterleib, mit 20% Lindenblütenlösung des Mittags an den Füßen. Dadurch soll erreicht werden, daß während der Nacht die vitale Tätigkeit abgeschwächt werde; das Kleesalz, das im

Organismus die Funktion der Unterdrückung einer zu großen vitalen Tätigkeit ausübt, bewirkte dieses. Morgens mußten wir dafür sorgen, daß die Ich-Organisation den Weg in den physischen Leib findet. Dies geschieht durch eine Anregung der Blutzirkulation. Die Eisenwirkung der Brennessel ist zu diesem Zwecke angewendet worden. Es blieb also noch übrig, im Laufe des Tages die Durchdringung des physischen Körpers mit der Ich-Organisation zu fördern. Das geschah durch die ableitende Zugwirkung der Lindenblüte am Mittag. Nun traten bei der Patientin die geschilderten Kopfschmerzen mit ihrer Steigerung im 46. Lebensjahre auf. Diese Kopfschmerzen mußten wir in Zusammenhang bringen mit der durch die Exstirpation ausfallenden Periode und die Steigerung mit Bewußtlosigkeit für ein Kompensationssymptom des Klimakteriums. Wir versuchten zunächst Besserung zu erzielen mit Antimon. Dasselbe hätte die Besserung erzeugen müssen, wenn der allgemeine, unter der Regulierung der Ich-Organisation stehende Stoffwechsel in Betracht gekommen wäre. Die Besserung wurde dadurch nicht erzielt. Es war dadurch der Beweis erbracht, daß der relativ selbständige Teil der Ich-Organisation, der vorzüglich die Fortpflanzungsorgane reguliert, in Betracht kommt. Dafür sehen wir in der Wurzel der Potentilla-Tormentilla bei sehr starker Verdünnung ein Spezifikum, und in der Tat, dies wirkte.

XX

TYPISCHE HEILMITTEL

Vorbemerkung

Es sollen jetzt einige der von uns zum Teil in den Handel gebrachten, typischen Mittel nach ihrem Heilwerte beschrieben werden. Dieselben sind auch den typischen Krankheitsformen angepaßt, und wenn Typisches im Krankheitszustande in Betracht kommt, so stellt unser Heilmittel dasjenige dar, was im Sinne der Schilderung unseres Buches zur Therapie führen muß. Von diesem Gesichtspunkte aus sollen einige unserer Heilmittel beschrieben werden.

1. Das Mittel «Scleron»

Dasselbe besteht aus metallischem Blei, Honig und Zucker. Das Blei wirkt auf den Organismus so, daß es die Abbauwirkung der Ich-Organisation fördert. Bringt man es also in den Organismus, der eine zu geringe Abbauwirkung der Ich-Organisation hat, so tritt diese Förderung ein, wenn die Dosierung in der genügenden Stärke vorgenommen wird. Wird die Dosierung zu stark vorgenommen, so tritt Hypertrophie der Ich-Organisation ein. Der Körper baut mehr ab, als er aufbaut und muß verfallen. Bei der Sklerose wird die Ich-Organisation zu schwach; sie baut selber nicht genügend ab. Deshalb tritt Abbau allein durch den Astralleib ein. Es fallen die Abbauprodukte aus dem Organismus heraus und liefern Verstärkungen derjenigen Organe, die in Salzsubstanzen bestehen. Blei in gehöriger Dosierung nimmt den Abbau wieder in die Ich-Organisation zurück. Die Abbauprodukte bleiben nicht als Verhärtungen im Körper, sondern werden ausgestoßen. Alle Heilung der Sklerose kann nur darin bestehen, daß man den salzbildenden Prozessen, die sonst im Körper bleiben, den Weg nach außen öffnet. Durch das Blei hat man die *Richtung* der Prozesse der Ich-Organisation bestimmt. Es bedarf des weiteren, daß diese Prozesse in ihrem Verlaufe gewissermaßen flüchtig gehalten werden. Das geschieht durch die Beimengung von Honig. Honig setzt die Ich-Organisation in den Stand, die nötige Herrschaft über den Astralleib auszuüben. Er nimmt daher dem Astralleib seine in der Sklerose relative Selbständigkeit. Zucker wirkt direkt auf die Ich-Organisation. Er verstärkt dieselbe in sich. Unser Heilmittel bewirkt also das Folgende: Blei wirkt wie die Ich-Organisation, nicht wie der Astralleib, abbauend. Der Honig überträgt die abbauende Wirkung des Astralleibes auf die Ich-Organisation und der Zucker versetzt die Ich-Organisation in die Lage, ihre spezifische Aufgabe zu erfüllen. – Man kann bemerken, daß die Anfangszustände der Sklerose sich darin äußern, daß die Schlagkraft des Denkens und die exakte Herrschaft über das Gedächtnis aufhören. Wendet man unser Heilmittel schon in diesem Stadium dieser Krankheit an, so wird man die reiferen Zustände der Sklerose vermeiden können. Doch erweist es sich auch wirksam in diesen späteren Zuständen. (Die Anwendung geben wir in Aufschrift dem Präparate bei.)

2. Das Migräne-Mittel «Biodoron»

Die Kopforganisation ist so beschaffen, daß der nach innen gelegene, gräulich-weißliche Gehirnteil das physisch am weitesten vorgeschrittene Glied der menschlichen Organisation ist. Er enthält eine die übrigen Sinne zusammenfassende Sinnestätigkeit, in die das Ich und der Astralleib hineinwirken. Er nimmt Anteil an dem rhythmischen System des Organismus, in das der Astralleib und der Ätherleib hineinwirken, und er nimmt auch Anteil, aber in sehr geringem Maße, an dem Stoffwechsel-Gliedmaßensystem, in welches der physische und Ätherleib hineinwirken. Dieser Gehirnteil unterscheidet sich von dem ihn umschließenden peripherischen Gehirn, das in seiner physischen Organisation viel mehr vom Stoffwechsel-Gliedmaßensystem, etwas mehr vom rhythmischen System, aber am wenigsten vom Nerven-Sinnessystem enthält. Wird nun durch eine zurückgestoßene Tätigkeit der Ich-Organisation das zentrale Gehirn ärmer an Nerven-Sinnestätigkeit und reicher an Verdauungstätigkeit, d. h. wird es ähnlicher dem peripherischen Gehirn, als es im normalen Zustande ist, so entsteht die Migräne. Ihre Heilung wird daher abhängen: 1. von einer Anregung der Nerven-Sinnestätigkeit; 2. von einer Transformation der rhythmischen Tätigkeit aus einer solchen, die dem Stoffwechsel zugeneigt ist, in eine solche, die der Atmung zugeneigt ist; 3. in einer Eindämmung der rein vitalen Stoffwechseltätigkeit, die der Regulierung durch die Ich-Organisation entbehrt. Das Erste wird erreicht durch Kieselsäure. Silicium in Verbindung mit Sauerstoff enthält diejenigen Prozesse, die gleich sind denen im Organismus beim

Übergange der Atmung in die Nerven-Sinnestätigkeit. Das Zweite wird erreicht durch *Schwefel*. Er enthält denjenigen Prozeß, durch den der dem Verdauungssystem zugeneigte Rhythmus verwandelt wird in den, der der Atmung zugeneigt ist. Und das Dritte wird erreicht durch *Eisen*, welches unmittelbar nach dem Verdauungsprozeß den Stoffwechsel hinüberleitet in den des Blutrhythmus, wodurch der Stoffwechselprozeß selbst unterdrückt wird. *Eisen, Schwefel* und *Kieselsäure* in entsprechender Weise verarbeitet müssen daher ein Mittel gegen die Migräne sein. Das hat sich uns in unzähligen Fällen bestätigt.

3. Ein Mittel gegen Tracheitis und Bronchitis. Pyrit

Wir wollen nunmehr ein Mittel besprechen, das sein Dasein der Erkenntnis verdankt, die die Prozesse der Stoffe in die rechte Beziehung bringen kann zu den Prozessen des menschlichen Organismus. Man muß dabei berücksichtigen, daß ein Stoff eigentlich ein zum Stillstand gebrachter Prozeß ist, gewissermaßen ein erstarrter Prozeß. Man müßte eigentlich nicht Pyrit sagen, sondern Pyritprozeß. Dieser Prozeß, der im Mineral Pyrit wie in Erstarrung festgehalten ist, entspricht dem, was aus dem Zusammenwirken des Eisenprozesses und des Schwefelprozesses entstehen kann. Das Eisen regt, wie schon in dem vorigen Abschnitte gezeigt ist, die Blutzirkulation an, der Schwefel vermittelt die Verbindung zwischen Blutzirkulation und Atmung. Gerade da, wo Blutzirkulation und Atmung in ein Verhältnis treten, liegt der Ursprung der Tracheitis und der Bronchitis, sowie auch gewisser Formen des Stotterns. Dieser

Prozeß zwischen Blutzirkulation und Atmung, der zugleich der Prozeß ist, aus dem die entsprechenden Organe im Embryonalleben gebildet werden und im weiteren Leben sich immer wieder erneuern, kann von der dem Körper zugeführten Eisenschwefelsubstanz übernommen werden, wenn er im Organismus nicht normal verläuft. Von dieser Erkenntnis ausgehend bereiten wir aus dem Pyrit ein Heilmittel gegen obige Erkrankungsform, indem wir das Mineral so zum Präparate umgestalten, daß seine Kräfte bei einer innerlichen Indikation den Weg in die erkrankten Organe finden. Man muß natürlich den Weg, den gewisse Substanzprozesse im Organismus nehmen, kennen. Der Eisenprozeß wird von dem Stoffwechsel bis in die Blutzirkulation geführt. Der Schwefelprozeß tritt von der Blutzirkulation in den Atmungsvorgang über.

4. Wirkungen von Antimon-Verbindungen

Das Antimon hat eine außerordentlich starke Verwandtschaft zu andern Körpern, z. B. zum Schwefel. Dadurch zeigt es, daß es in leichter Weise den Weg mitmachen kann, den der Schwefel im Organismus durchläuft, so z. B. den zu allen Atmungsprozessen. Eine weitere Eigenschaft des Antimons ist seine Neigung zu büschelförmiger Kristallbildung. Es zeigt dadurch, daß es leicht gewissen Kräftestrahlungen in der Erdumgebung folgt. Diese Eigenschaft tritt noch mehr hervor, wenn das Antimon dem Seigerprozeß unterworfen wird. Durch ihn wird es feinfaserig. Und noch bedeutsamer kommt das zum Vorschein, wenn das Antimon in den Verbrennungsprozeß übergeführt wird und sein weißer Rauch sich entwickelt. Dieser Rauch legt sich an kalte Körper an und bildet die charakteristischen Antimonblumen. Gerade so, wie das Antimon außer dem menschlichen Organismus den auf dasselbe wirkenden Kräften folgt, so im menschlichen Organismus den formbildenden Kräften. Man hat nun im Blute gewissermaßen den Gleichgewichtszustand zwischen formbildenden und formauflösenden Kräften. Das Antimon kann wegen seiner beschriebenen Eigenschaften die formbildenden Kräfte des menschlichen Organismus in das Blut überführen, wenn dazu der Weg durch die Verbindung mit dem Schwefel gebahnt wird. Daher sind die Kräfte des Antimons diejenigen, welche in der Gerinnung des Blutes wirken. Geisteswissenschaftlich stellt sich die Sache so heraus, daß der astralische Leib in denjenigen Kräften, die zur Gerinnung des Blutes führen, verstärkt wird. Man muß im astralischen Leibe den Antimonkräften ähnliche Kräfte sehen, die im Organismus von innen nach außen zentrifugal wirken. Diesen antimonisierenden Kräften wirken entgegen die von außen nach innen gerichteten Kräfte, die das Blut verflüssigen und verflüssigtes Blut plastisch in den Dienst der Körperbildung stellen. In der Richtung dieser Kräfte wirken auch diejenigen des Eiweißes. Die im Eiweißprozeß enthaltenen Kräfte verhindern fortdauernd die Gerinnung des Blutes. Man nehme den Fall des Typhus; er beruht auf einem Überwiegen der albuminisierenden Kräfte. Bringt man dem Organismus in feinster Dosierung Antimon bei, so wirkt man den Typhus-bildenden Kräften entgegen. Es ist aber zu berücksichtigen, daß die Wirkung des Antimons eine ganz verschiedene ist, je nachdem, ob man es innerlich oder äußerlich anwendet. Bei einer äußerlichen Anwendung, wie Salben oder dergleichen, schwächt es die zentrifugal wirkenden Kräfte des Astralleibes, die sich z. B. in Ekzembildungen äußern; bei innerlicher Anwendung stellt es sich den zu stark zentripetal wirkenden Kräften, wie sie im Typhus zum Vorschein kommen, entgegen.

Ein wichtiges Heilmittel ist Antimon in allen Erkrankungen, in denen eine gefährliche Herabdämpfung des Bewußtseins (Somnolenz) eintritt. In diesem Falle sind die formenden zentrifugalen Kräfte des Astralleibes und damit die Gehirn- und Sinnesprozesse zum Teil ausgeschaltet. Führt man dem Organismus Antimon zu, so schafft man die fehlenden Astralkräfte künstlicherweise. Man wird immer bemerken, daß die Antimonaufnahme Gedächtnisverstärkung, Hebung der schöpferischen Kräfte der Seele, innere Geschlossenheit der Seelenverfassung hervorrufen. Der Organismus wird von der verstärkten Seele aus regeneriert. Das fühlte man in der älteren Medizin. Ihr war daher das Antimon ein Universalmittel. Wenn wir auch nicht auf diesem extremen Standpunkte stehen, so müssen wir doch, wie aus dem Obigen hervorgeht, in dem Antimon ein vielseitiges Heilmittel suchen.

5. Zinnober

Wir konnten in dem Zinnober ein wichtiges Heilmittel finden. Gerade an diesem Stoffe bietet sich Gelegenheit, die viel verteidigte und viel angefochtene Beziehung des Quecksilbers zum menschlichen Organismus zu studieren. Das Quecksilber ist derjenige erstarrte Prozeß, der mitten darinnen steht zwischen den Fortpflanzungsvorgängen, die innerhalb des Organismus dessen Wesen von ihm selber fast völlig absondern. Die Quecksilberkräfte haben nun die Eigentümlichkeit, diese abgesonderten Kräfte wieder zur Resorption im ganzen Organismus zu bringen. Man kann also das Quecksilber (man muß es in feinster Dosierung tun) therapeutisch überall dort anwenden, wo im Organismus sich absondernde Prozesse bilden, die wiederum in die Herrschaft des ganzen Organismus geführt werden sollen. Es sind dies alle katarrhalischen Prozesse. Sie entstehen dadurch, daß durch äußere Einwirkung irgend ein Trakt des Organismus aus der Herrschaft des ganzen Organismus herausgerissen wird. Beim Luftröhrenkatarrh und allen in der Nähe befindlichen katarrhalischen Erscheinungen ist das der Fall. Führt man dahin die Quecksilberkräfte, so wirken sie heilend. Es ist eine schon mehrfach erwähnte Eigenschaft des Schwefels, daß er sich wirksam erweist in dem Gebiete des Organismus, wo Zirkulation und Atmung aneinander grenzen, also bei allem, was von der Lunge ausgeht. Zinnober ist eine Verbindung von Quecksilber und Schwefel; es ist ein wirksames Heilmittel für alles Katarrhalische in den bezeichneten Gebieten des menschlichen Organismus.

6. Das Heuschnupfen-Mittel «Gencydo»

Beim Heuschnupfen haben wir als Krankheits-Symptome entzündliche Erscheinungen der Schleimhäute von Augen, Nase, Rachen und der oberen Luftwege. Und die Anamnese bei den an Heufieber leidenden Patienten weist häufig darauf hin, daß auch in der Kindheit Krankheitsprozesse vorgelegen haben, die in das Gebiet der «exsudativen Diathese» gehören. – Wir werden somit auf den Ätherleib und das Verhalten des astralischen Leibes verwiesen. Der Ätherleib überwiegt in seinen Kräften, und der astralische Leib zieht sich zurück, hat die Tendenz, nicht richtig in den ätherischen und physischen Leib einzugreifen. Und die katarrhalischen Erscheinungen sind die Folge davon, daß in den erkrankten Partien die geordnete Einwirkung vom Astralleib – und dadurch auch der Ich-Organisation – gestört ist. Astralischer Leib und Ich-Organisation werden überempfindlich, und erklären sich auf diese Weise auch die krampfartig und anfallsweise auftretenden Reaktionen auf Sinneseindrücke wie Licht, Wärme, Kälte, Staub und ähnliches. – Der Heilungsprozeß muß also dem Astralleib entgegenkommen und ihm zum richtigen Eingreifen in den ätherischen Leib verhelfen. Dies ist möglich durch Anwenden von Fruchtsäften aus Früchten, die lederartige Schalen haben. In solchen Früchten zeigt sich schon die Anschauung, wie gestaltende, von außen nach innen wirkende Kräfte besonders stark tätig sind. Und äußerlich und innerlich angewendet erreicht man mit solchen Säften eine Anregung des Astralleibes in der Richtung nach dem Ätherleib hin; ihr Gehalt an mineralischen Bestandteilen wie z. B. Kalium, Calcium und Kieselsäure bewirkt gleichzeitig eine Unterstützung von seiten der Ich-Organisation (vergl. Kap. XVII), so daß eine wirkliche Heilung des Heufiebers erzielt wird. — Nähere Angaben über die Gebrauchsanweisung werden dem Präparat beigelegt.

[Die früheren Ausgaben waren von einem Vor- und einem Nachwort aus der Hand von Frau Dr. Wegman begleitet. Sie sind hier wiedergegeben.]

VORWORT ZUR ERSTEN AUFLAGE

Der Lehrer, Führer und Freund, Rudolf Steiner, ist nicht mehr unter den Lebenden. Eine schwere Erkrankung, deren Anfang in einer physischen Erschöpfung lag, raffte ihn hinweg. Mitten aus der Arbeit mußte er sich auf das Ruhelager hinlegen, seine Kräfte, die er in so reichlichem Maße, so uneingeschränkt dem Wirken in der Anthroposophischen Gesellschaft geschenkt hatte, reichten nicht mehr hin, seine Erkrankung zu überwinden. Und alle, die ihn liebten und verehrten, mußten es mit ungeheuerlichem Schmerz erleben, daß der von so vielen geliebte Mensch, er, der so vielen Menschen hat helfen können, bei sich selber das Schicksal hat walten lassen müssen, wohlwissend, daß höhere Gewalten hier lenkten.

Die Frucht geeinter Arbeit wurde in diesem kleinen Buche niedergelegt.

Die Lehre der Anthroposophie, die gerade für die medizinische Wissenschaft eine Goldgrube der Anregungen ist, konnte ich als Arzt restlos gelten lassen und fand in ihr eine Weisheitsquelle, aus der man unermüdlich schöpfen konnte, und die viele, heute noch ungelöste Probleme der Medizin beleuchten und lösen kann. So entstand zwischen Rudolf Steiner und mir eine rege Zusammenarbeit für medizinische Erkenntnisse, die besonders in den letzten zwei Jahren sich vertiefte, so daß das gemeinschaftliche Schreiben eines Buches möglich werden und zustande kommen konnte.

Es war stets das Bestreben Rudolf Steiners – und ich brachte ihm hierin vollstes Verständnis entgegen –, das alte Mysterien-Wesen zu erneuern und in die Medizin einfließen zu lassen. Denn von altersher ist dieses Mysterien-Wesen mit der Heilkunst in engstem Zusammenhang gewesen, und wurde das Erringen geistiger Erkenntnisse mit dem Heilen in Zusammenhang gebracht. Nicht sollte in dilettantisch laienhafter Art die wissenschaftliche Medizin unterschätzt werden; diese wurde voll anerkannt. Es kam aber darauf an, zu dem Bestehenden dasjenige hinzuzufügen, was aus einer wahren Geist-Erkenntnis für das Erfassen der Krankheits- und Heilungsvorgänge erfließen kann. Selbstverständlich sollte nicht die seelisch instinktive Art der alten Mysterien wieder aufleben, sondern eine solche, die dem vollentwickelten, zum Spirituellen gehobenen, modernen Bewußtsein entspricht.

So wurden die ersten Anfänge gemacht, und hat das von mir gegründete klinisch-therapeutische Institut in Arlesheim die praktischen Unterlagen für die hier dargelegten Theorien gegeben. Und es wurde versucht, denjenigen Wege für die Heilkunst zu zeigen, die in dem hier angedeuteten Sinne nach einer Erweiterung ihrer medizinischen Erkenntnisse Verlangen tragen.

Wir hatten vor, diesem kleinen Buch noch manches aus gemeinsamer Arbeit folgen zu lassen. Leider war dies nicht mehr möglich. Doch habe ich die Absicht, aus den vielen Anregungen und Notizen, die ich besitze, noch einen zweiten, vielleicht auch einen dritten Band folgen zu lassen. – Möge aber dieser erste Band, dessen Manuskript noch drei Tage vor dem Tode Rudolf Steiners von ihm mit Freude und innerer Befriedigung korrigiert wurde, seinen Weg finden bei allen, die suchen aus den Rätseln des Lebens zum Verständnis des Lebens in seiner Herrlichkeit und Größe zu kommen.

Arlesheim-Dornach, September 1925

Ita Wegman, Dr. med.

NACHWORT

Soweit liegt heute die Frucht gemeinsamer Arbeit vor und mußte hier, gewiß zu unser aller Schmerz, die Fortführung der Niederschrift ruhen, als die Erkrankung Rudolf Steiners eintrat. Es war unser Plan gewesen, in der Fortsetzung dasjenige zu behandeln, was als irdische und kosmische Kräfte in den Metallen Gold, Silber, Blei, Eisen, Kupfer, Merkur, Zinn wirkt, und auszuführen, wie dieselben in der Heilkunst zu handhaben sind. Auch sollte dargestellt werden, wie man im alten Mysterien-Wesen ein tiefes Verständnis hatte für die Beziehungen der Metalle zu den Planeten und ihre Beziehungen zu den verschiedenen Organen des menschlichen Organismus. Von diesem Wissen zu sprechen, es wieder neu zu begründen, lag die Absicht vor. – Meine Arbeit in der nächsten Zeit wird es nun sein, aus den mir gegebenen Angaben und Notizen den zweiten Teil des Buches in Bälde erscheinen zu lassen.

HINWEISE DES HERAUSGEBERS

Zu dieser Ausgabe

Textgrundlage: 1. Auflage 1925.

Für die 7. Auflage (1991) wurde der Text mit der Erstausgabe verglichen und, wo nötig, korrigiert. Textkorrekturen des Herausgebers gegenüber der Erstausgabe sind im folgenden Verzeichnis nachgewiesen.

Das vorliegende Buch wurde gemeinsam von Rudolf Steiner und Ita Wegman verfaßt. Die Kapitel I-XVIII liegen in Rudolf Steiners Handschrift vor, die Kapitel XIX und XX in derjenigen von Ita Wegman. Das Druckmanuskript ist fast vollständig erhalten, es fehlen einzig die Titelei, das Vorwort, das Nachwort und Abschnitt 6 von Kapitel XX. Manuskript und gedruckter Text unterscheiden sich in verschiedenen Stellen, weil Rudolf Steiner noch drei Tage vor seinem Tod in den ersten Druckfahnen zahlreiche Korrekturen und Ergänzungen vorgenommen hat. Nach Rudolf Steiners Tod wurden Redaktion und Ausführung dieser Korrekturen von der Ärztin Hilma Walter besorgt. Ita Wegman schrieb ein Vorwort und ein Nachwort. Das Buch erschien im September 1925. Ein geplanter zweiter und evtl. dritter Band ist nicht ausgeführt worden. Als Fortsetzung des Buches hat Ita Wegman aufgrund der Anregungen und Notizen aus ihrer gemeinsamen Arbeit mit Rudolf Steiner in den Jahren 1926–1931 in den Beiblättern der Zeitschrift «Natura» für die Mitglieder der medizinischen Sektion verschiedene Beiträge veröffentlicht. Weitere medizinische Aufsätze veröffentlichte Ita Wegman in den Jahren 1926-1932 in der Zeitschrift «Natura» selbst; diese wurden gesammelt herausgegeben unter dem Titel «Im Anbruch des Wirkens für eine Erweiterung der Heilkunst nach geisteswissenschaftlicher Menschenkunde», Arlesheim, Natura-Verlag 1956

Teile von Rudolf Steiners Manuskript sind faksimiliert wiedergegeben in «Beiträge zur Rudolf Steiner Gesamtausgabe», Nr. 58/59 Dornach Herbst 1977, S. 3-21.

Textkorrekturen des Herausgebers gegenüber der Ausgabe 1925

Seite	Zeile	
3		Nach dem Titel folgte: *Erster Teil* Diese Wörter sind seit der 2. Auflage weggelassen worden.
5		Nach der Überschrift *Inhaltsangabe* folgte der Untertitel *Erster Teil.* Dieser Untertitel ist seit der 3. Auflage weggelassen worden.
47	21	*Häm* statt *Hämatin*
56	5	*ihre* statt *seine*
73	24 f.	*auch bei* statt *auch eine Rolle bei*
88	4	*Eiweißbildung* statt *Eiweißwirkung*
104	9	*zweimonatigen* statt *zweimonatlichen*
109	10	*in* statt *bei*
116	9	*begegneten* statt *begegnen*
125	6	*Brennessel* statt *Brennesselwirkung*
129	6	*Verdauungsprozeß* statt *Prozeß*
129	10	*Weise verarbeitet müssen* statt *Weise müssen*
130	30	*das zum* statt *das dadurch zum* Korrektur nach Manuskript
131	17	*Leibe den* statt *Leibe in den* Korrektur nach Manuskript

Die wenigen Vereinheitlichungen in Orthographie und Interpunktion sind nicht eigens nachgewiesen.

Hinweise zum Text

Werke Rudolf Steiners innerhalb der Gesamtausgabe (GA) werden in den Hinweisen mit der Bibliographie-Nummer angegeben. Siehe auch die Übersicht am Schluß des Bandes.

Zu Seite

7 *noch weitere Erkenntnisse, die durch andere Methoden gefunden werden:* Siehe R. Steiner, «Wie erlangt man Erkenntnisse der höheren Welten?» (1904/05), GA 10.

9 *«Wie erlangt man Erkenntnisse der höheren Welten?»* (1904/05), GA 10.

«Die Geheimwissenschaft im Umriß» (1910), GA 13.

14 *in den oben erwähnten Büchern:* Siehe Hinweise zu S. 9.

26 *Emil Du Bois-Reymond,* 1818-1896, Berliner Physiologe. Die angeführte Stelle findet sich in dessen «Über die Grenzen des Naturerkennens. Ein Vortrag in der zweiten öffentlichen Sitzung der 45. Versammlung deutscher Naturforscher und Ärzte zu Leipzig am 14. August 1872», Leipzig 1872, S. 25-27.

95 *«Heil-Eurythmie»:* Die Grundlagen zur Heileurythmie hat Rudolf Steiner in einem Kurs vom 12. bis 18. April 1921 gegeben. Dieser Kurs ist erschienen unter dem Titel «Heileurythmie», GA 315.

98 *Klinisch-Therapeutisches Institut in Arlesheim,* Ita Wegman-Klinik.

128 *Das Migräne-Mittel «Biodoron»:* In Deutschland vertrieben unter dem Namen «Kephalodoron».

NAMENREGISTER

Du Bois-Reymond, Emil 26
Molt, Emil 96
Steiner, Rudolf 8, 9, 95, 96, 135–137
Werke:
  Wie erlangt man Erkenntnisse der höheren Welten? (GA 10) 9, 14
  Die Geheimwissenschaft im Umriß (GA 13) 9, 14
Wegman, Ita 137

Zum Werk Rudolf Steiners

Rudolf Steiner (1861–1925), der zunächst als Philosoph, Publizist und Pädagoge tätig war, entfaltete ab Beginn des 20. Jahrhunderts eine umfassende kulturelle und soziale Aktivität und begründete eine moderne Wissenschaft des Spirituellen, die Anthroposophie. Sein umfangreiches Werk umfaßt Schriften und Abhandlungen, Aufzeichnungen und Briefe, künstlerische Entwürfe und Modelle sowie Textunterlagen von etlichen tausend Vorträgen in Form von Hörermitschriften.

Seit dem Tod von Marie Steiner-von Sivers (1867–1948), der Lebensgefährtin Rudolf Steiners, wird sein literarischer und künstlerischer Nachlaß durch die von ihr begründete *Rudolf Steiner Nachlassverwaltung* betreut. In dem dafür aufgebauten *Rudolf Steiner Archiv* wird seither an der Erhaltung, Erschließung und Herausgabe der vorhandenen Unterlagen gearbeitet. Die Buchausgaben erscheinen in dem angegliederten *Rudolf Steiner Verlag*.

Schwerpunkt der Herausgabetätigkeit ist die seit 1955/56 erscheinende Rudolf-Steiner-Gesamtausgabe (GA, siehe nachfolgende Übersicht). Sie umfaßt inzwischen über 350 Bände und zusätzlich Veröffentlichungen aus dem künstlerischen Werk. Dazu kommen zahlreiche Einzel-, Sonder- und Taschenbuchausgaben und andere begleitende Veröffentlichungen. Die Ausgaben werden durch fachlich kompetente Herausgeber anhand der im Archiv vorhandenen Unterlagen ediert und durch Hinweise, Register usw. ergänzt. Vielfach werden bei Neuauflagen die Texte nochmals anhand der Quellen überprüft.

Noch liegt die Gesamtausgabe nicht vollständig vor; viele Archivunterlagen bedürfen zudem der editionsgerechten Aufbereitung. Dies ist mit einem hohen zeitlichen und finanziellen Aufwand verbunden, der durch den Absatz der Bücher nicht finanziert werden kann, sondern durch Unterstützungsbeiträge gedeckt werden muß. Dies gilt ebenso für die vielen anderen Arbeitsbereiche des Archivs, das keinerlei öffentliche Zuschüsse erhält. Damit das Archiv seine Aufgaben als Zentrum für die Erhaltung, Erschließung, Edition und Präsentation des Werkes von Rudolf Steiner auch in Zukunft erfüllen kann, wurde 1996 die *Internationale Fördergemeinschaft Rudolf Steiner Archiv* begründet.

Für weitere Informationen oder kostenlose Verzeichnisse wenden Sie sich bitte an:

Rudolf Steiner Verlag
St. Johanns-Vorstadt 19–21
CH–4056 Basel
verlag@steinerverlag.com
www.steinerverlag.com

Rudolf Steiner Archiv
Postfach 348
CH–4143 Dornach
www.rudolf-steiner.com

RUDOLF STEINER GESAMTAUSGABE

Gliederung nach: Rudolf Steiner – Das literarische
und künstlerische Werk. Eine bibliographische Übersicht
(Bibliographie-Nrn. *kursiv* in Klammern)

A. SCHRIFTEN

I. Werke

Goethes Naturwissenschaftliche Schriften, eingeleitet und kommentiert von R. Steiner, 5 Bände, 1884-97, Neuausgabe 1975, *(1a-e)*; separate Ausgabe der Einleitungen, 1925 *(1)*
Grundlinien einer Erkenntnistheorie der Goetheschen Weltanschauung, 1886 *(2)*
Wahrheit und Wissenschaft. Vorspiel einer ‹Philosophie der Freiheit›, 1892 *(3)*
Die Philosophie der Freiheit. Grundzüge einer modernen Weltanschauung, 1894 *(4)*
Friedrich Nietzsche, ein Kämpfer gegen seine Zeit, 1895 *(5)*
Goethes Weltanschauung, 1897 *(6)*
Die Mystik im Aufgange des neuzeitlichen Geisteslebens und ihr Verhältnis zur modernen Weltanschauung, 1901 *(7)*
Das Christentum als mystische Tatsache und die Mysterien des Altertums, 1902 *(8)*
Theosophie. Einführung in übersinnliche Welterkenntnis und Menschenbestimmung, 1904 *(9)*
Wie erlangt man Erkenntnisse der höheren Welten? 1904/05 *(10)*
Aus der Akasha-Chronik, 1904-08 *(11)*
Die Stufen der höheren Erkenntnis, 1905-08 *(12)*
Die Geheimwissenschaft im Umriß, 1910 *(13)*
Vier Mysteriendramen, 1910-13 *(14)*
Die geistige Führung des Menschen und der Menschheit, 1911 *(15)*
Anthroposophischer Seelenkalender, 1912 *(in 40)*
Ein Weg zur Selbsterkenntnis des Menschen, 1912 *(16)*
Die Schwelle der geistigen Welt, 1913 *(17)*
Die Rätsel der Philosophie in ihrer Geschichte als Umriß dargestellt, 1914 *(18)*
Vom Menschenrätsel, 1916 *(20)*
Von Seelenrätseln, 1917 *(21)*
Goethes Geistesart in ihrer Offenbarung durch seinen Faust und durch das Märchen von der Schlange und der Lilie, 1918 *(22)*
Die Kernpunkte der sozialen Frage in den Lebensnotwendigkeiten der Gegenwart und Zukunft, 1919 *(23)*
Aufsätze über die Dreigliederung des sozialen Organismus und zur Zeitlage 1915-1921 *(24)*
Kosmologie, Religion und Philosophie, 1922 *(25)*
Anthroposophische Leitsätze, 1924/25, *(26)*
Grundlegendes für eine Erweiterung der Heilkunst nach geisteswissenschaftlichen Erkenntnissen, 1925. Von Dr. R. Steiner und Dr. I. Wegman *(27)*
Mein Lebensgang, 1923-25 *(28)*

II. Gesammmelte Aufsätze

Aufsätze zur Dramaturgie 1889-1901 *(29)* – Methodische Grundlagen der Anthroposophie 1884-1901 *(30)* – Aufsätze zur Kultur- und Zeitgeschichte 1887-1901 *(31)* – Aufsätze zur Literatur 1886-1902 *(32)* – Biographien und biographische Skizzen 1894-1905 *(33)* – Aufsätze aus «Lucifer-Gnosis» 1903-1908 *(34)* – Philosophie und Anthroposophie 1904-1918 *(35)* – Aufsätze aus «Das Goetheanum» 1921-1925 *(36)*

III. Veröffentlichungen aus dem Nachlaß

Briefe – Wahrspruchworte – Bühnenbearbeitungen – Entwürfe zu den Vier Mysteriendramen 1910-1913 – Anthroposophie. Ein Fragment – Gesammelte Skizzen und Fragmente – Aus Notizbüchern und -blättern – *(38-47)*

B. DAS VORTRAGSWERK

I. Öffentliche Vorträge

Die Berliner öffentlichen Vortragsreihen, 1903/04 bis 1917/18 *(51-67)* – Öffentliche Vorträge, Vortragsreihen und Hochschulkurse an anderen Orten Europas 1906-1924 *(68-84)*

II. Vorträge vor Mitgliedern der Anthroposophischen Gesellschaft

Vorträge und Vortragszyklen allgemein-anthroposophischen Inhalts – Christologie und Evangelien-Betrachtungen – Geisteswissenschaftliche Menschenkunde – Kosmische und menschliche Geschichte – Die geistigen Hintergründe der sozialen Frage – Der Mensch in seinem Zusammenhang mit dem Kosmos – Karma-Betrachtungen – *(91-244)*
Vorträge und Schriften zur Geschichte der anthroposophischen Bewegung und der Anthroposophischen Gesellschaft *(251-266)*

III. Vorträge und Kurse zu einzelnen Lebensgebieten

Vorträge über Kunst: Allgemein-Künstlerisches – Eurythmie – Sprachgestaltung und Dramatische Kunst – Musik – Bildende Künste – Kunstgeschichte – *(271-292)* – Vorträge über Erziehung *(293-311)* – Vorträge über Medizin *(312-319)* – Vorträge über Naurwissenschaft *(320-327)* – Vorträge über das soziale Leben und die Dreigliederung des sozialen Organismus *(328-341)* – Vorträge für die Arbeiter am Goetheanumbau *(347-354)*

C. DAS KÜNSTLERISCHE WERK

Originalgetreue Wiedergaben von malerischen und graphischen Entwürfen und Skizzen Rudolf Steiners in Kunstmappen oder als Einzelblätter: Entwürfe für die Malerei des Ersten Goetheanum – Schulungsskizzen für Maler – Programmbilder für Eurythmie-Aufführungen – Eurythmieformen – Entwürfe zu den Eurythmiefiguren, u. a.

Die Bände der Rudolf Steiner Gesamtausgabe
sind innerhalb einzelner Gruppen einheitlich ausgestattet
Jeder Band ist einzeln erhältlich